Héctor Mario Lavalle

RESPOSTAS JURÍDICAS A QUESTÕES MÉDICAS HABITUAIS

Héctor Mario Lavalle

RESPOSTAS JURÍDICAS A QUESTÕES MÉDICAS HABITUAIS

Prevenção de acções judiciais por negligência

ScienciaScripts

Cover image: www.ingimage.com

This book is a translation from the original published under ISBN 978-613-9-46694-8.

Publisher:
Sciencia Scripts
is a trademark of
Dodo Books Indian Ocean Ltd. and OmniScriptum S.R.L publishing group

120 High Road, East Finchley, London, N2 9ED, United Kingdom
Str. Armeneasca 28/1, office 1, Chisinau MD-2012, Republic of Moldova, Europe
Printed at: see last page
ISBN: 978-620-8-32845-0

RESPOSTAS JURÍDICAS A QUESTÕES MÉDICAS COMUNS. PREVENÇÃO DE ACÇÕES POR NEGLIGÊNCIA.

APRESENTAÇÃO

Este documento foi inspirado nas preocupações dos próprios médicos e advogados, a outra parte por nós investigada, pois estamos convencidos de que o conhecimento é a melhor arma para a prevenção de acções judiciais contra a profissão médica e as equipas de saúde.

O espírito é obviamente jurídico, uma vez que os médicos devem ter sempre presente que a pessoa que os vai julgar não será outro colega, mas sim um advogado que será o juiz no momento, tendo em conta que o raciocínio médico nem sempre é coerente com o raciocínio jurídico.

Muitas respostas basearam-se diretamente nas orientações da Lei 17132, no novo Código Civil e noutra legislação, bem como no Código Deontológico da Associação Médica Argentina na sua terceira edição, no Código da Federação Médica Argentina e nos nossos próprios contributos.

O que é importante é que, ao conhecer previamente as regras jurídicas, o profissional saberá quando o seu comportamento é legal ou ilegal, ou quando pode ser contestado.

A ideia é que o conhecimento diminui o stress diário do profissional e conduzi-lo-á no caminho para uma maior paz de espírito nas suas actividades diárias.

Em suma, não queremos provar nada, mas simplesmente mostrar e promover a reflexão.

ÍNDICE

INTRODUÇÃO

Sem dúvida que os fenómenos ocorridos nos EUA e na Europa são rapidamente replicados nos países periféricos, pelo que os processos de responsabilidade médica não têm origem na América do Sul.

O aumento descontrolado teve um duplo efeito. Em primeiro lugar, um primeiro mecanismo de defesa por parte da profissão médica, que, entre outras coisas, se refugiou na chamada medicina defensiva, gastando uma quantidade incalculável de dinheiro, tanto no sector privado como no sector público, sem conseguir, pelo menos, uma maior qualidade da medicina.

Em segundo lugar, é um terrível ataque ao maior bem que um profissional pode ter, que é a sua reputação, o seu prestígio e, porque não, a sua honra.

São múltiplos os factores que estão na origem deste aumento descontrolado das acções judiciais dos doentes, entre os quais podemos citar uma população que sofreu mudanças copernicanas nunca antes sonhadas desde meados do século XX e que, como primeira consequência, deixou de se sentir doente para se tornar consumidora e reclamar como tal.

Acompanhada da extinção do médico de família que durante anos cuidou de toda a família e que foi substituído por uma medicina institucional e impessoal.

Na Argentina, o segundo desporto nacional parece ser a caça aos médicos.
e alguns caçadores conseguiram apanhar caça importante.

Esta situação leva o profissional a um estado de medo que faz com que o seu trabalho e o seu bem-estar se sintam ameaçados pelo mal-estar e não pela alegria de uma profissão tão nobre.

Não se trata de negar a negligência médica que, sem dúvida, existe em muitos casos. Até ao momento, parece que a melhor forma de combater este verdadeiro flagelo é a prevenção através do conhecimento, o que tentaremos fazer respondendo às perguntas que ouvimos dos próprios colegas. Para além do que foi dito acima, pensamos que um sistema de comunicação deficiente por parte do pessoal médico, não só com o doente mas também com os familiares do doente, deve também ser acrescentado à génese destes problemas.

Informar não é comunicar.

A RESPONSABILIDADE MÉDICA E O NOVO CÓDIGO CIVIL E COMERCIAL

1- O que é que o novo Código Civil e Comercial alterou substancialmente em termos de O que é que isso significa para os médicos no seu trabalho diário?

Coloca a tónica na função preventiva.

Evitar o dano injustificado e não o agravar se já tiver ocorrido Art. 1708 Em termos de indemnização: unificou a órbita contratual e extracontratual.

Está consagrada a reparação integral do dano, que inclui não só o capital indemnizatório, mas também os lucros cessantes e as despesas médicas, os juros correspondentes e as custas do processo que o credor foi obrigado a pagar para a instauração do processo. Parece-nos necessário recordar que os médicos tratam os doentes e é justo distinguir entre o prejuízo causado pelo alegado dano médico e o prejuízo causado pela própria doença que levou à consulta,

Trata-se também de danos não pecuniários, anteriormente danos não pecuniários, o que lhe confere um significado muito amplo.

Dá mais poder de decisão às crianças e aos jovens

Os jovens de 13-16 anos acima referidos têm a capacidade de decidir sobre tratamentos médicos não invasivos e não sobre tratamentos particularmente arriscados.

Os pais devem estar presentes quando o tratamento apresentar estas condições. Art.26.

A partir dos 16 anos, um adulto é considerado adulto para efeitos de decisões de cuidados. do seu corpo.

Note-se que não é fácil determinar o que é agressivo e o que não é agressivo e que pode haver enormes diferenças entre os 13 e os 16 anos, não só físicas mas também em termos de maturidade, psíquicas, etc., o que exige uma maior atenção por parte do profissional.

Para adultos

Estão em vigor os princípios da autonomia e da presunção de competência. Competência na tomada de decisões. A autonomia da vontade, ou seja, a dignidade, que implica os direitos à integridade e à vida. Estes direitos antecipados correspondem ao art. 60.

Trata-se de decisões que implicam ou rejeitam tratamentos que comportam riscos.

2- O que diz especificamente o Art. 60 diz especificamente? Diz respeito às diretivas médicas antecipadas
A pessoa plenamente capaz pode antecipar as suas diretivas e conferir um mandato relativo à sua saúde, antecipando a sua própria incapacidade.

Pode igualmente designar a pessoa ou pessoas que devem exprimir o consentimento para os actos médicos e exercer a tutela.

As diretivas que implicam práticas de eutanásia são consideradas não escrito

3- Como são aplicadas estas diretivas?

Deve ser formalizada por escrito perante um notário público ou um tribunal. Primeira Instância com duas testemunhas.

4- Terá de passar pelo mesmo processo para revogar este mandato?

Pode ser revogado oralmente, com a presença de duas testemunhas e as suas assinaturas. no registo médico, juntamente com o do médico assistente.

A unificação da responsabilidade contratual e extracontratual reduz o prazo de prescrição?

No Código anterior, o doente tinha o prazo de dez anos para intentar uma ação na relação contratual, que se aplica a quase todas as acções de responsabilidade médica. Na responsabilidade civil, 2 anos. No atual Código, o prazo para o doente é reduzido para três (3) anos, quer se trate de uma relação contratual ou extracontratual.

Assim, se tiverem decorrido mais de três anos, o pedido do doente. Mais uma vez, no Código anterior eram 10 anos.

Consentimento informado

5- O consentimento informado é sempre uma obrigação?

É uma obrigação, salvo disposição em contrário, e constitui uma exceção em casos de emergência em que possam ocorrer situações de risco de vida ou de incapacidade grave ou em que não haja pessoas qualificadas disponíveis.

O consentimento informado é obrigatório nos casos que não são de cirurgia?

Ninguém pode ser submetido a exames ou tratamentos clínicos ou cirúrgicos sem o seu consentimento livre e esclarecido, salvo disposição legal em contrário. Art. 59.º do Código Civil.

Sem prejuízo de disposições especiais, o consentimento livre e esclarecido da pessoa lesada, desde que não constitua uma cláusula abusiva, exonera-a da responsabilidade por danos consequentes. É o que estabelece o art. 1720.

O que não consta da autorização é a prova do contrário.

6- Se o doente não estiver em condições de o fazer, quem o poderá fazer por ele?

O representante legal, o cônjuge, o companheiro, o coabitante, o parente, o acompanhante ou afim.

Transplante de órgãos

7- A colheita de órgãos é permitida na Argentina?

O corpo humano não tem valor comercial para o nosso Código, mas tem valor afetivo, terapêutico, científico, humanitário ou social e só pode ser colocado à disposição se alguns destes valores forem respeitados e conforme previsto em leis especiais (art. 17º), ou seja, são bens não patrimoniais.

8- E se forem assinados contratos que especifiquem um valor comercial? Os contratos com esse objetivo são nulos e sem efeito.

Pessoas com deficiência.

A lei presume a sua capacidade, com a ideia de assegurar e garantir o maior grau possível de autonomia, mas admite a aplicação de limitações excepcionais que beneficiem a pessoa com deficiência.

9- As pessoas com limitações podem tomar decisões sobre a sua saúde?

O Código presume que são competentes para receber informações e tomar decisões sobre a sua saúde, confirmando os princípios da autonomia progressiva e da presunção de competência.

10- Quando é que um profissional de saúde não é responsável por um ato de um profissional de saúde?
ilegal?

Quando surge um estado de necessidade ou quando existe um consentimento sem justificação. Um exemplo é a triagem em caso de catástrofes.

11- Qual é o significado de unlawfulness?

Qualquer ação ou omissão que cause dano a outrem é ilegal - artigo 1717.

No domínio contratual, subsiste um tipo de ilicitude típica quando o dano é consequência da violação de uma obrigação específica, decorrente ou não de um contrato.

Reparação dos danos.

12- Qual é o âmbito de aplicação?

Os danos imediatos e previsíveis devem ser indemnizados (art. 1726.º).

Ou seja, aquelas que tendem a acontecer de acordo com o curso natural dos acontecimentos e curso normal das coisas.

Exoneração de responsabilidade

13- Há algum fator que elimine a responsabilidade de um médico? Os factores mais comuns que interrompem a responsabilidade médica são

a- Não cumprimento das instruções médicas por parte do doente
bem como a interrupção do tratamento. Art. 1729.

b- O ato de um terceiro, pelo qual não é devida qualquer responsabilidade, que preencha as condições de um caso fortuito. Artigo 1731.

Por exemplo, quando um sanatório é considerado responsável por um ato que lhe é imputável outra instituição.

c- As limitações da ciência constituem um pressuposto de causa maior.

CULPA MÉDICA

14- Existe uma culpa especial para os médicos?

A culpa médica não existe, mas rege-se pela culpa comum.

Note-se que, para a maioria dos juízes, a culpa é de natureza subjectiva, pelo que a culpa do arguido tem de ser provada para que se possa atribuir a posterior atribuição.

15- Algumas diretrizes para avaliar a culpa médica

1- A falta de tratamento médico não significa necessariamente uma falta de ação.
negligência profissional

2- O médico não pode comprometer-se a curar a doença, mas apenas a colocar o doente no centro da doença.
O serviço do doente ao doente com toda a sua ciência e diligência no tratamento do doente.

3- A culpa do médico começa quando terminam as discussões científicas, pois se existem várias técnicas e tratamentos para um caso e o médico opta por um deles, não se pode alegar que poderia ter evitado uma morte de outra forma.

4- O comportamento do profissional deve ser avaliado com base nas circunstâncias existentes no momento da prática contestada.

Não é a mesma coisa operar uma peritonite num sanatório ou num hospital central do que operar numa zona rural remota com equipamento precário.

5-Um tratamento correto pode levar à progressão ou regressão da doença. Por este motivo, as alterações do doente não significam necessariamente ou implicam negligência por parte do médico.

16- Independentemente do Código e da opinião dos peritos, qual é o ponto de vista dos juízes e quais são, na sua opinião, os parâmetros de avaliação da negligência médica?

Aquilo a que se chama o **padrão de cuidados** é a chave que permite ao juiz entrar na questão.

Quando a conduta médica não é aceitável para um médico padrão e as suas acções estão claramente abaixo do padrão de cuidados, estes são parâmetros que o juiz tem como referência válida para julgar.

O padrão de cuidados não é comparado com os cuidados óptimos, mas sim com os cuidados que
corresponde ao nível de um médico comum razoavelmente prudente.

Os peritos médicos darão ao juiz uma ideia do nível de cuidados padrão para o caso em questão.

Esta é a base a partir da qual as questões médico-legais irão avançar.

17- O que é necessário para que um juiz considere um médico culpado?

Em primeiro lugar, o juiz vai analisar os conceitos jurídicos com uma lupa
foco médico.

Para os juízes do nosso país, para que exista responsabilidade, tem de haver culpa, ou **seja, não há responsabilidade sem culpa.**

De seguida, veremos quais são os elementos que o juiz utiliza para determinar se houve ou não culpa.

Primeiro elemento:

Tem de haver efetivamente um dano. Sem isso, não há base para um pedido de indemnização.

É quando é lesado um direito ou interesse não reprovado pela ordem jurídica e que tem por objeto a pessoa, o património ou um direito de incidência colectiva (art. 1737.º CC e CN).

O novo Código Civil consagra ainda como princípio geral **a reparação integral dos danos** (art. 1740.º CC. e CN), que inclui, para além do capital indemnizatório, outros conceitos como os lucros cessantes, as despesas médicas e os correspondentes juros calculados a partir do momento em que cada dano ocorre (art. 1748.º CC. e CN).

Segundo elemento

O juiz verificará se foi cometida uma infração ou violação de um **dever jurídico preexistente**, por exemplo, o que é expressamente proibido por leis ordinárias, portarias, regulamentos, etc.

Não só por violação da lei, não se limita apenas a este conceito, mas estende-se a **não prejudicar os outros**.

Em direito, esta segunda etapa é conhecida como antijuridicidade. Terceiro elemento Estabelecer a autoria.

Ou seja, se o facto danoso que é objeto do pedido **puder ser atribuído** por ação ou omissão por parte do(s) médico(s) demandado(s).

Para que exista culpa e para que o profissional seja considerado **autor do** dano, é indispensável que exista um nexo entre a ação ou omissão médica e o dano causado, para que este possa ser legalmente imputado ao réu.

Em direito, é conhecida como **relação causal**

Quarto elemento
Factores de atribuição

Antigamente designada por imputabilidade, que não é mais do que a conjugação de algum fator subjetivo ou objetivo que a lei considera apto ou adequado para que um ou mais sujeitos sejam responsabilizados.

Como a responsabilidade é um facto pessoal, o fator de imputação é subjetivo, **pelo que, pelos seus actos, é o autor do dano e pode ser considerado culpado.**

Sem o cumprimento destes factores não haverá culpa.

18- A ilegalidade pode ser definida?

É qualquer ação ou omissão que resulte em prejuízo para outrem, na ausência de justificação. Nos termos do art. 1717 do novo Código Civil.

Quando viola o acordo, mas também quando viola as disposições de um norma ou **face ao dever geral de não prejudicar**.

Mas há casos em que não há responsabilidade médica, por exemplo, o estado de necessidade (art. 1718.º CC e CN), bem como o consentimento da pessoa lesada.

Também há motivos para justificação se se tratar de evitar um mal inevitável, e a triagem efectuada pelos médicos em caso de catástrofe é um bom exemplo disso.

DEVERES DO MÉDICO

19- Que tipo de obrigação tem o médico para com o doente?

Quase todas as funções dos médicos são **de meios.**

20- O que é uma obrigação de meios?

Consiste em aplicar todo o **cuidado** e **diligência** exigidos pela sua intervenção no desempenho da sua tarefa profissional, tendo em conta as circunstâncias das pessoas, do tempo e do lugar. Ou seja, de certa forma, também para cumprir os regulamentos científicos para o caso.

Impõe apenas a diligência com medidas que normalmente conduzem a um resultado ou cura, **mas sem garantia de que este ocorrerá.**

Em todo o caso, podemos dizer que, concetualmente, a medicina é o cuidado e, se possível, a cura. Um pequeno número de actos médicos corresponde a uma obrigação **de resultado**, e o facto de não os atingir inicia a responsabilidade pelo não cumprimento da obrigação prometida.

São actos como uma transfusão... Por exemplo, ler e comunicar um hematócrito. É também para garantir um resultado...

São os menos numerosos, uma vez que os actos médicos respondem geralmente a **uma responsabilidade de meios.**

Em caso de incumprimento das obrigações de meios, tal implica sempre **responsabilidade subjectiva**. Neste caso, é **necessária** a prova da culpa.

No caso de violação de uma obrigação de resultado, a responsabilidade é objetiva, ou seja, **não é necessário** provar a culpa médica, avalia-se o comportamento efetivo, o prometido...

É suficiente provar que o desempenho esperado não foi cumprido, não sendo necessário provar a culpa. Esta situação cria uma presunção de culpa por parte do devedor, ou seja, do profissional.

A falta não é necessária, a diligência não é tida em conta.

Só um ato de Deus pode isentá-la de responsabilidade, e reiteramos que não há responsabilidade sem culpa.

Para que exista responsabilidade civil, é necessário que haja culpa, dano e nexo de causalidade. Bueres cita André Tunc, que já o afirmava em 1981.

21- O que é que os acórdãos dizem sobre a obrigatoriedade da cirurgia estética?

Trata-se especificamente de **uma obrigação de meios**, que é apoiada por uma jurisprudência abundante, embora a ideia de que se trata de uma obrigação de resultado ainda persista em alguns juízes, que defendem que, se não tiverem a garantia de um resultado, os doentes não serão operados.

É uma prova de recursos porque os resultados dependem das alternativas do paciente que estão para além do âmbito da técnica utilizada.

Em medicina, mesmo a operação mais simples não pode garantir um resultado, porque a medicina é o oposto da matemática - podem surgir riscos imprevisíveis.

Mas que fique claro que o consentimento informado deve incluir todas as alternativas possíveis.

Em cirurgia plástica, não se deve entender que o médico é obrigado a alcançar o resultado pretendido por ele e pelo seu cliente, mas sim a executar diligentemente o que a ciência, a técnica e a arte médica indicam como conducente ao mesmo, de acordo com as circunstâncias das pessoas, do tempo e do lugar... (CNCiv. Sala I, 30/31990, PDC v. Morrone, Roque, LL, 1991-A-142).

Nesta especialidade, quer se trate de uma cirurgia de restauro ou de uma cirurgia estética no O consentimento informado é, em muitos casos, o cerne da questão.

O médico não deve prometer um resultado, mas deve revelar todas as possibilidades razoáveis de aparente incumprimento, de modo a que quaisquer alternativas já tenham sido reveladas e aceites no consentimento.

Por outro lado, a Lei 17.132, que regulamenta o exercício da medicina, proíbe no seu artigo 20.º, fazer publicidade ou **prometer a** cura ou a preservação da saúde.

Assim, seguindo este pensamento, não se pode prometer ou assegurar um nariz ou maçãs do rosto que se assemelhem a um ideal que o doente tem como objetivo na sua mente, mas deve-se agir tão diligentemente quanto possível e seguir as regras da lex artis.

Os Códigos de Ética também proíbem os praticantes das artes da cura de promessas para garantir um resultado.

Mas é preciso ter em conta que ainda há juízes que estão convencidos de que a cirurgia estética é uma obrigação de resultado, o que faz com que os médicos vejam a justiça desligada da realidade.

As dúvidas dos médicos sobre a idoneidade de alguns magistrados aumentam também quando leem que um juiz com anos de experiência na magistratura foi incentivado a escrever que no parto normal há obrigação de resultado, uma vez que o parto normal não pode gerar riscos que não possam ser previstos e controlados, como veremos nas conclusões.

Alguns juízes, apesar de se contarem pelos dedos de uma mão, aderiram a este pensamento, esquecendo que, para além dos riscos inerentes a qualquer parto, se podem acrescentar a anestesia, as transfusões de sangue, os medicamentos, as suturas, etc.

Os médicos fazem trabalhos práticos enquanto estudantes e, quando estudam diferentes especialidades, estudam também medicina legal, não seria ocioso se algumas das muitas organizações médicas do nosso país e do mundo convidassem alguns juízes para passarem um dia numa maternidade e assistirem a uma maternidade. com a sua presença na sala de partos para se depararem com a realidade e os riscos.

Certamente que alguns apreciariam o convite, não para aprenderem obstetrícia, mas para terem uma ideia geral do que têm nas mãos e do que significa normal em medicina. Geralmente, só se fala do que se sabe. As razões são imensas para considerar que os obstetras desenvolvem uma obrigação de meios e não de resultado.

22- Quanto tempo têm os doentes para intentar uma ação judicial?

O novo Código Civil unificou o tempo no que diz respeito às relações
contratuais e extracontratuais.

Exceptuando as alternativas legais, que reiteramos devido à sua importância, o prazo de que os doentes dispõem para intentar uma ação judicial **é de três anos.**

Dez anos, como indicado no Código anterior, nas relações contratuais, que são quase todas, era impiedoso, pois mantinha o profissional durante dez anos ou mais numa angústia muito prolongada.

Por outras palavras, unificou a relação contratual e extracontratual em três anos.
No Código anterior, o período não contratual era de dois anos.

Tipo de relação médico-doente

Contratual:

Corresponde a um livre acordo de vontades entre o médico e o doente que, quando existe, gera um tipo especial de contrato que não necessita de qualquer formalismo e que começa com o facto da assistência médica.

Não contratual:

Resulta de actos ilícitos, intencionais ou negligentes.

Por exemplo, se um médico intervém em caso de acidente de viação e presta assistência aos feridos, a relação é igualmente extracontratual.

23- O que deve ser tido em conta para que um registo médico seja elaborado?
corretamente e ser avaliado pelo juiz?

1- Se for feito manualmente, é essencial que seja legível e não possa ser modificado posteriormente, encriptado ... a entrada pessoal é essencial para que seja válido.

2- **Mais uma vez, a maioria dos consultórios médicos tem uma relação contratual**.

A sociedade e o médico

24- O facto de as acções judiciais por negligência estarem a aumentar exponencialmente pode isto ser interpretado como uma diminuição significativa do nível de responsabilidade profissional?

Embora existam causas principais e acessórias que geram o recurso à justiça por parte dos doentes, podemos dizer que, em termos gerais, as acções judiciais são geradas por questões multicausais.

A falta de responsabilização, como ideia geral, é um fenómeno que não pode ser abordado pelo
pode considerá-la responsável por este aumento excessivo de litígios.

Mas temos de olhar para este problema no contexto da nossa sociedade.

Podemos assistir quase diariamente a factos verdadeiramente incompatíveis que emanam quase sempre dos mesmos sectores e que são visíveis para quem os quiser ver e que afectam diretamente os comportamentos responsáveis.

Os actores, como sempre, são as caras conhecidas de sempre. Qualquer cidadão argentino, se questionado e com as suas faculdades mentais intactas, sobre quais são os sectores mais irresponsáveis da Argentina, dir-lhe-á certamente quais são, com pouca margem de erro.

Seria preciso ser muito básico para generalizar, o que não é a intenção, pois sabemos que há sectores exemplares e honrados e até **mártires** ao lado de outros execráveis.

Os médicos não nascem por geração espontânea, são, de certa forma, filhos desta sociedade e, como tal, crescem, desenvolvem-se e, felizmente, só alguns assumem alguns dos seus defeitos e esquecem os seus mestres, o que também é verdade para os advogados.

Será que se trata de um problema geral? Não sabemos quais são as repercussões na sociedade, mas os comportamentos exemplares não são abundantes. Na nossa sociedade também **há heróis** e vítimas entre os médicos e advogados filhos desse heroísmo, e não são poucos. A pandemia e **outros actos** de coragem e de **morte** no sistema judicial demonstraram-no.

No entanto, há problemas na nossa sociedade que são difíceis de resolver, como a destruição do princípio da autoridade, que não é vista como um problema apenas na área da delinquência, mas também na escola, na família, na oficina, na rua, etc. e a habituação ou quase crónica de uma parte da população a viver de esmolas sem trabalhar, não dando qualquer valor ao esforço.

A este respeito, o mestre médico Agrest escreveu / o médico deve compreender que os seus doentes emergem em grande número deste tipo especial de sociedade, mediática e por vezes incompreensível, de modo que há um passo muito curto entre este tipo especial de sociedade de onde emergem os doentes e uma reivindicação judicial......

25- Percentagem de médicos em falta nos EUA

Nos Estados Unidos, 40% dos médicos de clínica geral têm a possibilidade de serem processados uma vez na sua carreira. Alguns especialistas registam médias mais elevadas (American Medical Association). A.Dodge em Good Doctors Get Sued diz-nos que 25% dos médicos em exercício são processados todos os anos e que 50-65% de todos os médicos podem ser processados durante as suas carreiras.

26- Quanto tempo é que um médico tem de esperar até ao final do processo na Argentina?

Uma média de cerca de três a cinco anos pode ser considerada sem contar com o tempo de tribunal em caso de recurso.

Relação médico-doente

27- Qual é a importância da relação médico-doente?

Ninguém duvida que uma boa relação é o melhor amortecedor de choques e o melhor preventivo de julgamentos. Mas a atualidade põe em causa este tipo de vínculo, que passa insensivelmente de doente a consumidor. Enquanto tudo estiver dentro do que o doente considera normal, tudo está bem, mas assim que surge uma alternativa desagradável, esta relação pré-existente desaparece em poucos minutos.

Por outras palavras, qualquer que seja a causa de uma complicação, a relação médico-doente torna-se uma quimera; além disso, os doentes dirigem-se mais às instituições do que ao médico e, por vezes, nem sempre sabem o seu nome.

Nestas circunstâncias, o médico deve considerar a possibilidade de alterar o nome do paciente para **consumidor.** Os advogados chamam-lhe cliente. É o paciente enquanto consumidor de qualquer produto e, quando considera que algo está defeituoso, reclama.

Existem excepções e são muitas. 29- O que são cargas dinâmicas? Mais uma vez, em direito, ganha quem conseguir provar.

Nas acções judiciais de responsabilidade médica, é o **doente** que tem de suportar o ónus da prova da negligência médica, uma tarefa difícil por razões óbvias. Quando a prova é difícil, o juiz pode agora recorrer a uma inversão do ónus da prova, ou seja, pedir a prova a quem está em melhores condições de a fornecer, que nestes casos são os médicos, permitindo-lhes ao mesmo tempo fazer a sua própria defesa. É uma forma de colaborar para encontrar a verdade do que aconteceu, que o novo Código autoriza.

30- Responsabilidade da clínica privada

Resumindo as teorias sobre o assunto, é correto pensar que quando a clínica não é eficiente no seu trabalho, quer devido a falhas de pessoal, quer devido aos meios que utiliza, ela é responsável.

PUBLICIDADE E OFERTA DE SERVIÇOS

31- Comportamento publicitário.

O Art. 79 do Código de Ética Médica da República Argentina aprovado pela COMRA estabelece que o tamanho e o tipo de letra dos anúncios devem ser discretos.

O Art. 80 do Código de Ética detalha quais são as condutas publicitárias que são contra a ética e o Art. 2 da Lei 17.132, que determina as condutas publicitárias proibidas aos profissionais de saúde.

O Código de Ética. Art. 80

São expressamente contra a ética:

a- Anúncios de grandes dimensões com personagens apelativas ou acompanhados de fotografias.

b- Os que oferecem a cura rápida, a prazo e infalível de certas doenças

c- Os que prometem serviços gratuitos ou os que mencionam explícita ou implicitamente as taxas de honorários.

d- Só os profissionais que pertencem ao corpo docente da universidade podem anunciar com o título de professor, desde que seja especificada a cátedra ou o objeto da designação como tal.

e- As transmitidas por radiotelefonia ou altifalantes, as efectuadas em ecrãs cinematográficos, as distribuídas sob a forma de folhetos ou cartões que não sejam distribuídos por correio e a um destinatário específico.

f- Sinais ou sinais luminosos

g- Divulgar as cartas de agradecimento dos doentes.

Regra geral, a publicidade deve ser sensata, moderada e prudente, ou seja, tão modesta quanto possível.

O Art. 20 da Lei 17132 proíbe

1. Anunciar ou prometer uma cura estabelecendo um limite de tempo.

O médico não pode garantir o êxito de um tratamento, mas apenas o (CNCiv, Câmara E, 19/12/77.

Podem exigir esforços razoáveis para curar, mas não prometer que o farão a longo prazo. previamente (Resp.ED.1981-587)

32- Prometer alívio ou cura por meio de procedimentos secretos ou misteriosos, pois os tratamentos devem ser os aprovados pela comunidade científica.

3 Publicar falsos êxitos terapêuticos, estatísticas fictícias, dados inexactos ou qualquer outra fraude.4...

33- Quais são as normas mínimas para o licenciamento de uma clínica?

--Sala de espera com acesso direto do exterior ou acesso comum no caso de propriedade horizontal, com portas e paredes não transparentes, que pode ser comum a mais do que um consultório e/ou gabinete e a ambos em simultâneo, se a atividade for exercida por colaboradores que tenham autorização de exercício privado.

-A área da sala de espera não deve ser inferior a nove metros.
quadrados.

--Deve ter comunicação direta com a sala de espera ou com as zonas de trânsito onde se situa, com portas e paredes não transparentes e separada da sala de espera por uma parede ou divisória completa, sem espaço entre o teto e a sala de espera.

-A superfície do consultório e/ou gabinete não deve ser inferior a sete metros e meio quadrados, com sistemas de ventilação e renovação de ar adequados.

DOCUMENTAÇÃO MÉDICA

34- Quais são as condições que um atestado médico deve preencher? Em primeiro lugar, a **veracidade**.

Trata-se de um elemento essencial e coloca o signatário numa situação delicada se esta condição não for cumprida.

Os abusos são inúmeros, pelo que não está longe o momento em que os destinatários destes certificados decidirão pôr termo a esta prática de certificados duvidosos....

A veracidade pode ser violada com um certificado de procuração ou com um certificado pago, uma vez que pode haver profissionais que cobram uma taxa para o efeito.

Em segundo lugar, seja o mais realista possível e evite **exagerar ou aumentar** se existir alguma doença.

Em terceiro lugar**, deve ser legível.**

Constata-se que os escritos médicos são geralmente ilegíveis, o que denota falta de consideração e desprezo por aqueles que têm de os ler, sejam eles colegas ou não.

Talvez alguém possa pensar que é sinónimo de prestígio académico
escrever de forma ilegível.

35- Existe alguma lei que diga quais as condições que devem ser cumpridas para que uma pessoa possa ter
um atestado médico?

O Decreto 6216/67, que regulamenta a Lei 17.732, determina que todos os
os certificados são emitidos em:

a- Formulários pré-impressos contendo

- Nome e apelido data-assinatura-carimbo
- Número de registo
- Endereço

36- Quais são as consequências para um médico da emissão de um certificado falso?

Em princípio, constitui um crime contra a fé pública e está contemplado no artigo 295º do Código Penal argentino.

O médico que atestar falsamente, por escrito, a existência ou inexistência, atual ou passada, de qualquer doença ou lesão, quando daí resulte um dano, é punido com pena de prisão de um mês a um ano.

A pena é de um a quatro anos, se o certificado falso tiver como consequência o internamento de uma pessoa saudável num manicómio, num lazareto ou num hospital.

Mesmo que o internamento não tenha lugar, a infração consuma-se com a prorrogação do certificado O destinatário de um certificado falso é responsável?

Podem ser infligidas lesões, de qualquer natureza, a uma pessoa a quem foi emitido o certificado falso ou a um terceiro.

O artigo 296.º do Código Penal impõe a mesma pena que ao autor de um crime de falsidade quem fizer uso de um documento ou certificado falso ou falsificado.

Se o emissor de um certificado falso for um funcionário público, será sujeito à pena acessória de interdição absoluta de direitos pelo dobro da duração da pena.

37- O que é necessário para que o registo médico sirva de prova?

Em primeiro lugar, deve ser fiável para o juiz, ou seja, não deve ser objeto de modificações ou de diferentes tipos de alterações.

Para o efeito, deve ser manuscrito ou com registos médicos informatizados que garantam a inalterabilidade, segurança, autenticidade e cronologia dos factos.

Deve ter um código de acesso através de um cartão magnético, criptografia, métodos biométricos, assinatura digital com data e hora...

A criptografia é um processo matemático que converte a informação numa
texto cifrado e requer uma palavra-passe para funcionar.

É de notar que nem todas as instituições estão em condições de oferecer esta tecnologia de informação para acesso aos registos médicos.

Num computador comum, qualquer pessoa pode iniciar sessão e mudar ou alterar o texto, pelo que não se trata de uma prova. A Lei 26529, no seu art. 13 dá orientações claras sobre os prontuários informatizados: o conteúdo do prontuário pode ser feito em suporte magnético, desde que sejam utilizados todos os meios que garantam a preservação, integridade, autenticidade, inalterabilidade, durabilidade, perenidade e recuperabilidade dos dados nele contidos em tempo hábil. Para o efeito, deve ser adoptada a utilização de acesso restrito com chaves de identificação, controlo das modificações de campo ou qualquer outra técnica adequada para garantir a sua integridade. O regulamento estipula que a documentação de apoio deve ser conservada e designa os responsáveis pela guarda da documentação como encarregados de guardar todas as folhas de papel.

3- Cada folha deve conter **o nome** do doente

4- Que não fiquem **espaços em branco**

5- **Não riscar nem retificar**. O erro é colocado e assinado,

6- **Data e hora** de cada atendimento médico - **Data e hora de** cada atendimento médico - **Data e hora de** cada atendimento médico - **Data e hora de** cada atendimento médico

7- Que **as interconsultas** sejam enumeradas com o mesmo pormenor - Que sejam fornecidos os mesmos pormenores

8- A construir **ao mesmo tempo** que os factos

9- A assinar pelo cirurgião **ou médico em exercício** e não pelo seu assistente.

10- Ser informado da data e hora em que o médico titular é substituído. Por

por exemplo, férias, viagens, etc.

11- **O telefone, a Internet** ou outros meios de **consulta** devem ser registados.

12- **O incumprimento** do doente deve ser registado.

13- Dados sobre o estado do doente **à entrada** no sanatório ou no hospital, tais como também da consulta no consultório.

14- Deve ser completado por fichas de enfermagem.

15- Se o diagnóstico não for conhecido, demonstrar que está a ser procurado de forma concreta.

16- A informação aos membros da família deve ser datada.

17- Não deve conter **acrónimos ou abreviaturas.**

Os acrónimos ou abreviaturas, juntamente com a ilegibilidade, são duas condições que irritam muito quem tem de ler o processo clínico, incluindo o juiz e também alguns médicos.

19- Frases como s/p, compatível com, sinais vitais bons, parece ser, pode ser... bom estado geral... não devem ser utilizadas sem explicar pormenorizadamente o significado de cada um destes conceitos.

20- Deve ter incorporado os estudos efectuados.

21- Todos os pormenores da transferência devem ser registados.

Um registo médico incompleto ou defeituoso não significa, por si só, que tenha havido negligência, mas pode ser considerado pelo juiz como uma presunção contra a negligência.

Muitas vezes, o historial médico era utilizado pelo juiz para tomar uma decisão sobre um caso. decisões contra ou a favor do profissional,

Risco desnecessário

38- Existe algum risco na transcrição de receitas médicas geradas num determinado momento por
outro colega ou a pedido do requerente?

O risco é enorme e nós apresentaremos a justificação.

1- Assinou uma receita sem verificar o doente.
2- Não conhece o seu historial médico
3- O colega pode ter cometido um erro e o utilizador repete o erro.
4- A medicação indicada estava correta há 1 ano? Está correta no momento da transcrição da medicação?
5- No momento da transcrição, pode estar a tomar medicamentos que alteram o resultado esperado e que não estava a tomar no momento da primeira prescrição.
6- O farmacêutico pode cometer um erro e dispensar outro medicamento.

7- O medicamento que está a repetir pode estar em mau estado de conservação

8- A via de entrada no organismo pode ser confusa.

9- Não sabe se é adequado nesta altura da doença.

10- Não se conhece a doença real no momento da repetição da receita.

11. O requerente pode estar errado.

12- É pouco provável que mostre a receita original, pois ou traz o recipiente vazio ou o nome escrito numa folha de papel ou dita-a a si próprio, pois sabe-a de cor.

13- Desconhece-se a data em que foi gerada a primeira receita.

14. A medicamentos podem agravar patologias pré-existentes que anteriormente não existiam.

15- Letras indecifráveis que levam o farmacêutico a cometer erros e a dispensar outro medicamento com um nome mais ou menos semelhante.

16- A automedicação é uma prática generalizada no nosso país.
metade

O número de mortes devidas a erros de medicação que pode ser encontrado em qualquer manual, juntamente com o número de hospitalizações na prática de rotina, mostra-nos o risco também das prescrições e erros de rotina e cegos.

Não sabemos se isto é possível noutras latitudes, mas na Argentina é uma prática que ainda existe.

Os juízes devem ter em conta que a medicação é a parte final de um processo de exame, testes e diagnóstico do paciente, a ser finalizado, se necessário, com uma prescrição.

Não se faz nada disto quando se transcreve uma receita.

Diretivas antecipadas

39- Que diretivas antecipadas de vontade estão previstas no novo Código Civil e Comercial?

Trata-se de uma declaração de vontade feita por um indivíduo para que a sua vontade seja respeitada quando, por qualquer motivo, se encontra privado da sua capacidade.

40- Se o fizer por escrito e, num dado momento, revogar a sua decisão oral, decisão que deve ser respeitada pelo médico.

A decisão de revogação verbal é válida e o médico deve respeitá-la.

A Lei 26529 prevê a possibilidade de revogar as diretivas antecipadas de vontade em qualquer momento.

41- Mecanismo de produção de efeitos da revogação oral

Duas testemunhas e a assinatura do profissional.

No que diz respeito à documentação em geral, não se trata de acumular documentação, mas sim de a tornar de boa qualidade.

A quantidade, se não for de qualidade, ajuda muito pouco.

O facto de acumular documentação, por si só, não é um facto que liberte o profissional da responsabilidade.

Por exemplo, um registo médico de 20 páginas não tem qualquer utilidade se estiver mal construído ou se os elementos essenciais não estiverem bem reflectidos.

Por conseguinte, podemos ter a certeza de que mais não significa melhor.

De que serve uma ficha clínica de 30 páginas se não estiver bem desenvolvida, por exemplo, qual é o estado do doente que entra no sanatório ou no hospital?

Ou se a informação estiver mal organizada e o juiz tiver dificuldade em seguir a informação sequência.

Em resumo, como diz Saxony Leaman, a tríade da documentação é: Abrangente
Claro Conciso

INFORMAÇÃO AO DOENTE

42- Informação dos doentes e dos seus familiares sobre a patologia existente e a sua evolução.

É uma verdade universalmente aceite que o doente deve conhecer a realidade da sua doença, bem como o seu futuro e tratamento.

Os familiares diretos também devem ter conhecimento com o consentimento do doente, mas não podem decidir por ele, se as suas faculdades mentais estiverem intactas.

43- O que deve ser tido em conta na informação ao doente quando tem uma doença terminal?

Em princípio, dizer a verdade, mas tendo em conta alguns aspectos a considerar, como a idade, o nível cultural e religioso e os conhecimentos do doente, de modo a prever reacções negativas a informações que implicam um fim complicado e inexorável.

Mistério, tabu e dissimulação à parte, mas com uma componente de piedade.

Quem gostaria de ouvir o seu médico dizer-lhe que tem cerca de três meses de vida? Ou que vai ter de ser entubado e colocado num ventilador sem saber quanto tempo vai durar?

Assediaram de tal forma os médicos com processos judiciais que muitos optaram, com razão, por copiar o modelo americano, ou seja, a verdade crua e dura para evitar problemas, colocam o médico nestes casos perante a lei e alguns cumprem-na à risca.

A questão é: quem beneficia com o comportamento impiedoso?

44- Qual é a conduta médica quando o doente pede para não querer sabe de alguma coisa, faz o que tem a fazer e não o denuncia?

Nestes casos, é necessário garantir que o comportamento é real e não representa uma questão transitória.

Se for real, os sentimentos do doente devem ser respeitados e os familiares devem ser informados do caso.

É aconselhável registar esta situação de forma pormenorizada no processo clínico.

Mas é importante ter em conta que há doentes que querem saber a verdade, por muito dura que seja, e o médico, nesses casos, deve considerar que não se trata apenas de dizer a verdade, mas também da **forma como a verdade é dita**.

Os médicos devem estar conscientes de que cada vez mais doentes exigem a verdade, por mais cruel que ela seja. Mas quando recusam o conhecimento podem colocar a comunidade, terceiros, etc., em risco. Por exemplo, no caso da SIDA, o médico e o doente são obrigados a receber e a transmitir a informação adequada.

45- Existem limites ao dever de informação?

Devem ser fornecidas informações sobre as consequências seguras, como a perda de um órgão e os riscos que podem ocorrer com um certo grau de probabilidade, de acordo com os conhecimentos científicos em função do tipo de operação.

46- O que é que deve ser excluído da informação?

Os riscos excepcionais, ou seja, os riscos que não são previsíveis de acordo com os melhores conhecimentos científicos, podem não ser comunicados.

A informação deve ser dada se houver um pedido expresso do paciente. 48-Consentimento informado
Trata-se de uma autorização dada pelo paciente para se submeter a um procedimento médico específico, ou seja, uma expressão da sua vontade.

Deve existir sempre por escrito.

Indispensável para fazer parte do registo médico e ser dado com antecedência.
necessário para uma melhor gestão do doente e uma interpretação correta.

Deve incluir: Diagnóstico, hipóteses de melhoria ou cura. Vantagens e
as desvantagens da prática a realizar.

Possibilidades de complicações e possíveis tratamentos alternativos.

A sua inexistência, por si só, não é sinónimo de negligência, mas é um antecedente que certamente jogará contra ela num processo judicial, uma vez que é muito valorizada pelo juiz.

49- O cirurgião pode efetuar, por exemplo, a remoção de um órgão que não foi removido?

Esta possibilidade está incluída no consentimento informado? Independentemente do que deve ser comunicado relativamente a uma determinada intervenção, é também aconselhável comunicar as possíveis complicações de acordo com a informação científica.

No entanto, se houver um achado inesperado durante a operação e se esse achado puser em risco a vida do doente ou comprometer seriamente o seu futuro imediato, o órgão afetado pode ser removido, detalhando os achados e a razão da remoção no protocolo cirúrgico que deve ser incluído no registo médico.

50- Haverá algo mais convincente para justificar o cirurgião?

Posteriormente, o estudo da parte excisada pode apoiar a determinação.

A visão macroscópica do órgão e a anatomia patológica podem fundamentar a decisão de retirar o que o cirurgião considerou indispensável, mesmo que não constasse do consentimento informado. Para o juiz, a negligência médica é uma conduta omissiva, contrária às regras que impõem um certo comportamento solícito, atento, sagaz. Ou seja, quem não toma as devidas precauções impostas pelas circunstâncias do caso concreto - Conf. Mosset Iturraspe de acordo com Trigo Represas.

MITOS ASSOCIADOS AOS JULGAMENTOS DE RESPONSABILIDADE MÉDICA

51- Serão os ensaios devidos a uma má medicina?

Não acreditamos que os ensaios estejam diretamente ligados a uma má medicina.

A medicina atual, em geral, é muito superior aos tempos em que os julgamentos dos médicos dificilmente constituíam excepções.

Nos Estados Unidos, o nível da medicina em geral é excelente e têm uma excelente
número recorde mundial de acções judiciais contra médicos e respectivas instituições de saúde.

52- Serão os ensaios devidos a alguns maus médicos?

Esta avaliação não tem fundamento. O facto de os obstetras terem muitas sentenças contra si não significa que não tenham formação profissional ou que sejam maus médicos.

Vimos profissionais ilustres, chefes de serviço, professores universitários, médicos de grande prestígio no exterior, desfilarem perante a justiça.....

O Presidente Bush afirmou: "Não devemos esquecer uma verdade simples, que nem todas as desgraças médicas são o resultado de uma má medicina, e nada está isento de riscos. (The New York Times).

Não se trata de negar a existência de casos de negligência.

53- Só é necessário um diploma universitário para exercer medicina?

Não, só com o diploma não é possível.

Vejamos um exemplo prático: a província de Buenos Aires.

Nesta Província, tal como noutras, o título de médico concedido por um
As universidades públicas ou privadas **não estão autorizadas a exercer medicina.**

Para o poder fazer, o portador do título é obrigado por lei a registar-se obrigatoriamente.

Num organismo privado, neste caso as Associações Médicas, que, mediante o pagamento de uma taxa, permite efetivamente o exercício da medicina, por exemplo, na Província de Buenos Aires.

A adesão não é voluntária**, mas obrigatória**, como se a livre eleição fosse um facto consumado.

E **reiteramos** mais uma vez **que a ética não tem dono**, mas eles apropriam-se descaradamente das suas bandeiras.

54- O seguro contribui para melhorar a atividade profissional?

O seguro de doença não melhora a atividade profissional, tem uma função diferente.

Os médicos devem ter o cuidado de não se deixarem apanhar pela sensação de segurança que

proporcionam... Tenho a certeza disso. Talvez esta sensação experimentada por alguns possa levar a uma diminuição da atenção no desenvolvimento da sua atividade. A sua existência, nalguns casos, pode incentivar processos judiciais, uma vez que
quem intenta acções judiciais sabe que há apoio financeiro e que alguém pagará.

Não há seguro no mundo que possa curar as feridas de uma ação judicial, por muito que se ganhe.

55- Há menos de 50 anos, as acções judiciais contra a equipa de saúde eram excepcionais. Eram melhores médicos?

Em primeiro lugar, os doentes dispõem de melhores informações sobre os seus actos médicos graças aos modernos sistemas de informação e aos conhecimentos proporcionados pela tecnologia, de que não dispunham anteriormente.

Estão também mais conscientes dos seus direitos e sabem que existe legislação para os proteger.
protege.

A isto junta-se o sentimento cada vez mais complexo de que o homem nunca quer morrer e que, na maioria dos casos, a morte acontece como parte da natureza humana, independentemente da ação médica.

Por outro lado, a velhice não é aceite como um fenómeno natural da nossa vida.
espécies e reivindica a juventude eterna.

Os cirurgiões plásticos e as diferentes técnicas utilizadas para disfarçar a
O facto de serem velhos é a prova disso.

Parece que a equipa de saúde é responsável pela morte e por não proporcionar a vida eterna.

Estas sensações sempre existiram, mas exacerbadas nesta altura e sem o amortecedor do velho médico de família que acompanhava o seu doente até à morte com a sua família.
A medicina personalizada foi substituída pela medicina institucional, onde os doentes muitas vezes nem sequer conhecem os médicos e recorrem ao centro de saúde que conhecem melhor ou ao mais próximo da sua casa.

A história também mostra como as sociedades e as suas inclinações são variáveis, podemos encher uma grande praça vitoriana para um ditador e, pouco depois, enchê-la de novo em nome da democracia e da liberdade.

Os exemplos no mundo e na Argentina foram muito reveladores a este respeito, se a honestidade, a liberdade, a liberdade de expressão, o livre pensamento, a verdade, a livre associação não forem valorizados. .... Porque é que os médicos vão ser respeitados?

56- As acções judiciais são quase sempre ganhas pelos doentes?

Não é esse o caso, os julgamentos não são ganhos predominantemente pelo queixoso.

57. Depois de ganhar o processo, o médico regressa à sua rotina normal.

Sim, mas deixa marcas que não se esquecem facilmente, porque mesmo que se ganhe o julgamento, perde-se sempre, quer se perca muito ou pouco, mas perde-se.

58- O que é que eu perco se o julgamento terminar e for ganho?

Um verdadeiro mito, uma vez que pode ter sido vítima de um longo processo de..:

--Reativação de condições pré-existentes

--Início de novos males assim que recebe a notificação do processo: angústia, depressão, indiferença, raiva perante o que considera uma injustiça, hipertensão arterial, diarreia, insónias, mau humor, falta de apetite, diminuição da libido, aversão à profissão, ressentimento em relação aos doentes, pensamentos de mudança de atividade, vergonha perante os colegas e a própria família. O que é que explica aos seus filhos adolescentes, à sua mulher e aos seus amigos?

Descrédito, incompreensão, indiferença dos seus próprios colegas, falta de
apoio psicológico. Diminuição dos rendimentos-Problemas com os seguros. Pensar noutras actividades da especialidade que sejam menos arriscadas.
Assim, vê a sua honra profissional, a sua autoestima e a sua autoconfiança postas em causa.
prestígio, o capital mais importante dos profissionais.

Se estiver perto da reforma, reformar-se ou experimentar tarefas administrativas.

Estes são alguns dos aspectos observados, pelo que se pode ganhar um processo mas muitas vezes não se pode evitar as consequências, há profissionais que não foram de todo afectados pela questão, embora eu pense que são uma minoria.

59- Os danos psicofísicos causados aos médicos pelos ensaios são exagerados?

J.Saxton e T.Leaman comentam o trabalho de Sara C Charles, médica psiquiatra da Universidade de Illinois-Chicago/American Journal of Psychiatry/

40% dos médicos processados apresentavam: perturbações depressivas incluindo fadiga, sintomas gastrointestinais, insónia, anorexia e dores de cabeça, sentimento de derrota e frustração, bem como sensação de inutilidade e inutilidade, mau humor.

Os 20%, para além dos sintomas acima referidos sentem dificuldade de concentração,
indecisão, sentimento de angústia, irritabilidade.

Oito por cento relataram o aparecimento de novas doenças psiquiátricas, incluindo três médicos que sofreram um enfarte do miocárdio e 10 relataram o recrudescimento de doenças anteriores.

Três médicos do grupo estudado eram suicidas e quatro deles eram
abusou do álcool e das drogas.

Apenas 6 não apresentavam sintomas relacionados com a procura.

Outro grupo fez alterações nos cuidados médicos, evitando certos tipos de doentes, tornando as práticas menos comprometedoras e outras reformas antecipadas.

Por outras palavras, assumiram aspectos negativos da medicina defensiva ao mesmo tempo que assinalaram problemas conjugais e com os filhos, concluiu a Dra. Charles no seu estudo sobre os médicos arguidos.

60- Será que todos estes ensaios podiam ser evitados?

Mais de 50% das acções judiciais poderiam ter sido evitadas.

61- Serão os advogados os verdadeiros vencedores?

Os únicos vencedores são os médicos que praticaram a prevenção, que é o sistema que dá os melhores resultados de todos os sistemas conhecidos.

62- Já fui aprovado num ensaio, a minha dose está coberta?

Alguns médicos tiveram mais do que uma ação judicial. 63- Os advogados incentivam os doentes a litigar?

São os doentes e/ou os seus familiares que batem à porta dos advogados

64- Se estiverem disponíveis vários tratamentos e o médico optar por um deles e o doente morre, o juiz está interessado no resultado e não se preocupa com as eleições?

O facto de existirem várias opções e de haver alguma discrepância em relação à opção utilizada não é suficiente para considerar o médico culpado.

A culpa começa onde terminam as discussões científicas.

65- Se eu ganhar o caso, o doente não tem de pagar nada?

Para tal, é necessário beneficiar de um litígio sem custos com uma decisão favorável.

66- Os médicos não podem ter o benefício de um litígio sem despesas?

Se as condições necessárias de pobreza estiverem reunidas, também o podem obter. Uma casa e um carro não são impedimentos.

67- Os doentes podem julgar-nos e nós não podemos julgá-los?

Se o juiz rejeitou o pedido como infundado, malicioso... o pedido está suficientemente fundamentado para ser repetido contra o autor, ou seja, o doente.

Esta prática deveria ser objeto de uma melhor avaliação, uma vez que produziu indubitavelmente danos
para o profissional.

68- Será que há médicos que, devido aos maus tratos e à falta de preocupação durante o serviço de urgência dos hospitais, são agredidos?

A angústia causada pela doença, a dor, os longos tempos de espera, o tratamento não personalizado... produzem nos doentes e familiares um grau de agressividade que é injustamente canalizado para o mais vulnerável, que neste caso é o médico.

Este último tem de pagar por um sistema de saúde que continua a ser deficiente, pelo que o destinatário pretendido do protesto quase nunca aparece.

No entanto, a violência, incluindo os insultos, nunca é justificável, pois é comum os médicos nos hospitais serem **os heróis desta pandemia. Os advogados também são insultados pela população.**

69-Sem o benefício da litigância gratuita, ninguém litiga?

Cerca de 85% dos doentes não têm qualquer custo com o litígio, mas há outros doentes que não se opõem ao pagamento da taxa de justiça e de outros custos do litígio, principalmente nos casos brutos em que o resultado é estimado.

70- Os códigos de ética têm aplicação prática?

Na Argentina, os Códigos de Ética têm valor moral, mas também relevância jurídica-O. Garay.

Doutrina do Supremo Tribunal de Justiça da Nação, acórdão/Amante (JA- 1990-ll-125), que conferiu valor jurídico fundamental às normas morais que estabelecem deveres éticos para os médicos, incluindo este Código. Com efeito, o médico tem um dever jurídico de atuação, não só com base na obrigação de agir com prudência e pleno conhecimento imposta pelas normas do Código Civil, mas também como consequência da exigibilidade jurídica do dever de assistência ao doente prescrito pelas normas contidas no Código Internacional de Ética Médica e no Código Deontológico da Confederação Médica Argentina e na Declaração de Genebra.

71- Não é necessário u m exame médico especial de saúde mental para advogados e médicos que desempenhem funções importantes no âmbito da sua especialidade?

Tanto os advogados como os médicos podem atingir níveis de que dependem a liberdade, a propriedade e a honra das pessoas, bem como os médicos das políticas de saúde e os diretores de diferentes especialidades que afectam diretamente a saúde dos doentes, bem como a sua própria vida.

É essencial que todos os advogados e médicos que aspiram a cargos superiores sejam objeto de um exame tão rigoroso quanto possível do seu estado mental.

Esta medida é adoptada pelas empresas para os quadros intermédios, nomeadamente para as pessoas que
têm tanta responsabilidade pela vida dos cidadãos.

Não foi há muito tempo que vimos na televisão um legislador com uma cena quase sexual na Argentina, o que obrigou o Presidente da Câmara a suspender a sessão enquanto se discutia uma lei.

Teria este legislador resistido a um exame psíquico normal?

Não há dúvida, tendo em conta os factos evidentes, que não só os médicos e os advogados devem ser submetidos a um exame da sua esfera psicológica quando aspiram a cargos superiores, mas também a altos cargos como legisladores, Presidente da Nação, Ministros, etc. etc. É essencial que eles **garantam a sua integridade psicológica** perante os cidadãos.

Para não dar exemplos locais que possam ser mal interpretados, perguntamo-nos: alguém pode pensar que Hitler, Mussolini, Estaline, Mao, Putin, os ditadores africanos .... e americanos... teriam passado num exame psíquico? Trata-se simplesmente de um ato de prevenção indispensável.

Logicamente, um teste psicológico fora do normal **desqualifica uma pessoa para se candidatar a qualquer cargo de responsabilidade média, e são responsáveis aqueles que assinam o teste de aptidão, bem como aqueles que ignoram as recomendações de inaptidão e aprovam as nomeações.**

72- Os juízes e os médicos são viciados?

Não conheço as estatísticas, mas partimos do princípio de que têm os mesmos níveis que a população em geral, mas estão escondidos, protegidos pelos seus colegas de trabalho e quando vêm a lume é demasiado tarde. É uma falsa proteção. Há especialidades médicas que estão mais expostas.

A Argentina é o terceiro país das Américas em consumo de álcool, principalmente entre os jovens.

73- O cirurgião responsável pelo acompanhamento pós-operatório deve ser o cirurgião que operou?

O cirurgião é responsável pelo procedimento cirúrgico, mas a responsabilidade geral cabe ao anestesista, que é historicamente o fundador dos cuidados intensivos modernos e que conhece os problemas do período pós-operatório e os seus desequilíbrios.

Isto é razoável para intervenções comuns, em que há operações altamente complexas, os doentes vão diretamente para a unidade de cuidados intensivos.

A primeira Unidade de Cuidados Intensivos do mundo, tal como é conhecida hoje em dia, foi criada em 1953 por Bjorn Ibsep, um anestesista dinamarquês, considerado o pai dos cuidados intensivos, e a sua Unidade de Cuidados Intensivos estava localizada no Hospital Comunitário de Copenhaga.

O primeiro artigo científico sobre Cuidados Intensivos foi publicado na revista Nordisk Medicin, na Noruega, em 1958, com o título: The work in an anesthesiologist Observation Unit, da autoria de Bjorn em conjunto com o anestesiologista dinamarquês Tone Dahil Kvittingen. O anestesiologista, professor e investigador de Baltimore Peter Safar, que já estava ativo em 1958, foi considerado o pai da reanimação cardiopulmonar moderna.

Em 1972, a Sociedade Australiana de Anestesiologistas iniciou a publicação de Anahesthesia and Intensive Care.

74- A ética é compatível com os interesses económicos de uma instituição médica onde o negócio é a prioridade?

A ética é o melhor seguro de sucesso a longo prazo para qualquer empresa, pois torna os seus produtos credíveis e fiáveis.

75- Qualquer médico pode fazer um ensaio?

Sem dúvida, mas não é difícil observar como, por vezes, os julgamentos são feitos a favor de um determinado grupo de profissionais claramente identificados pela direção do estabelecimento como possíveis candidatos. Embora existam pacientes cujo objetivo do litígio é o lucro, ninguém pode negar que existe negligência médica, dentária, etc., embora nos casos de negligência médica grave apenas um pequeno número de pacientes recorra à justiça, e se estes representam 15% dos lesados, isso é muito para dizer.

E não há mais acções judiciais porque há advogados de julgamento que não litigam por não patrocinar aventuras jurídicas.

76- Pode haver um contrato entre o médico e o paciente se não houver nada assinado? Em maio de 1936, o Tribunal de Cassação francês já declarou que se forma um contrato entre um médico e um doente se não houver nada assinado.
entre o médico e o doente um verdadeiro contrato e que a violação involuntária do
Esta última foi sancionada por uma responsabilidade da mesma natureza.

Existe um verdadeiro contrato com as obrigações das partes, tal como explicado acima, sem qualquer assinatura, que é formalizado com o início dos cuidados médicos.

77- Toda a cirurgia estética representa uma obrigação de resultado?

Tópico já desenvolvido noutro ponto ao qual podemos acrescentar um acórdão da Câmara Nacional de Recursos em Matéria Civil - Câmara 5 de 8/4/2008 que, entre outras coisas, diz

Existe uma regra, geralmente não desconhecida pelo paciente, segundo a qual o resultado esperado pode não ser alcançado, mesmo que o médico tenha tomado o maior cuidado possível na operação. A Lei 17.132 art. 20 inc. 1 e 2 não faz qualquer distinção consoante o tipo de operação, pelo que em todos os casos **se assume uma obrigação de meios, sem excluir a existência de riscos.**

A equipa médica

78- O chefe da equipa cirúrgica é responsável por tudo o que acontece no bloco operatório?

O cirurgião, neste caso, era historicamente o capitão do navio, mas a lei transformou-se gradualmente para quase colocar a instituição como o chefe responsável.

A medicina está a deixar de ser um ato individual para se tornar uma atividade colectiva, como no caso de uma intervenção cirúrgica, o juiz depara-se com um problema **de anonimato** e de dificuldade em localizar o membro da equipa que causou o dano.

Ao mesmo tempo, alguns dos membros da equipa cirúrgica têm **autonomia científica**, de modo que o cirurgião-chefe nesse momento não tem qualquer responsabilidade, uma vez que não tem conhecimentos sobre anestesia, circulação extracorporal, etc., e esses membros da equipa terão a sua própria responsabilidade pessoal.

O cirurgião é responsável por aquilo que pode controlar ou supervisionar.

Por exemplo, se o anestesista sair do bloco operatório para falar ao telefone, é indubitavelmente responsável, uma vez que podia controlar e supervisionar esse acontecimento.

É preciso ter em conta que a responsabilidade individual nunca desaparece e que pode haver responsabilidade plural.

79- Não existe uma solução para identificar qualquer membro, dado o número de médicos da equipa?

Este problema pode ser resolvido em muitos casos com uma delimitação adequada dos papéis, diferenciação e coordenação das competências e obrigações de cada um dos membros.

Isto limitará ainda mais a responsabilidade do cirurgião-chefe em caso de intervenção cirúrgica clássica.

80- A divisão do trabalho contribui para o esclarecimento desta questão?

81- Quando é que a divisão do trabalho falha?

Quando a seleção dos colaboradores não é correta. Quando a comunicação entre os membros da equipa falha Com uma coordenação imperfeita.
Falhas gerais de organização

82- É do interesse do médico processado que o processo seja penal?

A responsabilidade civil é a consequência de um acontecimento em que uma pessoa é lesada. interesse protegido por lei.

Quando o incumprimento tem como consequência uma sanção, trata-se de responsabilidade penal.Se for necessária uma indemnização, a responsabilidade é civil, que pode ser contratual ou extracontratual.A responsabilidade penal **é pessoal e intransmissível**, o culpado deve cumprir a pena e, além disso, tudo se extingue com a morte.

Na responsabilidade civil, responde-se com o património, com todos os bens presentes e futuros.Com a sua morte, a propriedade passa para os seus herdeiros, que transmitem a responsabilidade.

Além disso, podemos dizer que no direito penal **não são as instituições que estão presas**, mas as pessoas, e no direito civil a indemnização é sempre patrimonial.

No entanto, em direito penal, as provas de que o juiz necessita para condenar devem ser fortes e concretas, uma exigência razoável, uma vez que está em causa nada menos do que a liberdade de uma pessoa.

É por isso que é sempre mais viável para o queixoso optar pela via civil do que pela via penal, embora esta via possa ser útil mesmo que saiba que não vai ganhar, a fim de obter rapidamente uma prova sem grande esforço.

De qualquer modo, **há** logicamente **mais sentenças desfavoráveis aos médicos no domínio civil do que no domínio penal.**

83- Devem os Códigos de Ética ser elaborados pelas instituições médicas? Lorenzetti, Luis Ricardo, membro do Supremo Tribunal de Justiça dos Estados Unidos da América.
Nação Argentina, argumenta que: No entanto, é interessante notar que uma possível medicalização do sistema legal, uma vez que se confere aos colégios o poder de ditar códigos de ética e normas reguladoras válidas para terceiros, a regulação da atividade é deixada nas suas mãos. Na nossa opinião, a ética não tem um dono específico.

84- Existe algum impedimento para que a secretária preencha a lista de medicamentos de uma receita previamente assinada por mim, se ela já conhece o paciente?

Este é um mau hábito e pode levar a problemas graves que o

O médico não poderá desvincular-se, uma vez que o documento está assinado por ele.

O mesmo se aplica a outras funções que são confiadas à secretária ou ao assistente não médico. Por outro lado, deixar receitas assinadas é uma imprudência importante que pode ter qualquer consequência desagradável.

85- É razoável que o doente me envie um frigorífico e uma máquina de lavar louça da sua empresa em vez de pagar a operação?

A troca é uma coisa do passado, mas é de bom gosto evitar tais situações, pois parece ser um ato de comércio.

86Os honorários médicos devem ser ajustados em função da gravidade da doença?

O CNCiv .Sala E Argentina, oportunamente, disse que dependerão da intensidade do tratamento, da gravidade da doença, da fortuna do paciente... O CNCiv, Sala F Argentina Decidiu que os honorários dependem também do êxito da operação, da situação económica do paciente e dos cuidados pós-operatórios prestados pelo cirurgião.

O CNCiv D afirmou: os honorários dependem também da caraterística da doença. A secção B acrescenta às afirmações que os honorários dependem também do êxito obtido.

A título pessoal, nada mais **indecoroso, discriminatório e totalmente afastado da profissão de médico e que enojaria o próprio Marañón, ao** associar os honorários médicos à fortuna do paciente, ao êxito da operação, à assistência do cirurgião no pós-operatório, à gravidade da doença, à intensidade do tratamento, ao prestígio.... Se, antes de aterrar em Barajas, o piloto tiver de enfrentar uma grande tempestade, desviar-se e aterrar com ventos laterais fortes e conseguir aterrar, o comissário de bordo indicará aos passageiros, no momento do desembarque, que devem pagar taxas suplementares em função da gravidade da tempestade, da situação económica de cada passageiro e do êxito da aterragem face a situações como as que se verificaram durante a tempestade.

Se num táxi o motorista lhe cobra um extra quando há muito trânsito, quando chega com sucesso ao seu destino e também porque o apanhou na esquina de um banco, presume que é um homem rico....

O que é que vocês, juízes e médicos de prestígio, pensam?

87- Sou pago primeiro e depois faço a troca?

É como comprar um frigorífico, primeiro o supermercado cobra por ele e depois eu levo-o.

Há situações particulares em que a operação exige que os materiais sejam comprados antecipadamente. Nestes casos, é razoável pedir dinheiro antecipadamente.

O exemplo é extremo, mas são semelhantes em alguns aspectos. O médico, em sua defesa, deve considerar /ver ut supra/ que já não há doentes mas consumidores e que, se o médico cobrar antecipadamente, tudo pode ser transformado num ato de comércio.

Como podemos ver neste caso concreto, estamos a caminhar por uma estrada empedrada com grandes buracos. Esta é uma questão que deve ser debatida e estudada em pormenor.

OBJECÇÃO DE CONSCIÊNCIA

88- O que é a Objeção de Consciência?

Trata-se de uma forma de incumprimento da lei, cuja caraterística essencial é que a norma só é rejeitada na medida em que afecta pessoalmente o sujeito, como forma de proteção da sua liberdade individual, pelo que o objetor não procura, com a sua objeção, modificar ou suprimir a norma (M. Blazquez-J. Calvin).

Por outras palavras, quando o cumprimento da norma está em contradição com questões de religioso, moral, ético, etc. 89- Qual é a base jurídica?
A referência é feita aos artigos 14º e 19º da Constituição Nacional, que garantem a liberdade de culto, a liberdade de consciência e a liberdade de ação para não prejudicar terceiros.

Pactos de direitos humanos com estatuto constitucional

Declaração Universal dos Direitos do Homem, a liberdade de consciência é protegida pelo artigo 18º da Declaração Universal dos Direitos do Homem.

San José, Costa Rica, artigo 12.º (liberdade de consciência e de religião).

Artigo 6 da Lei 26130: Objeção de Consciência. Qualquer pessoa, seja médico ou pessoal auxiliar do sistema de saúde, tem o direito de exercer a objeção de consciência sem quaisquer consequências laborais....

O artigo 10.º da Lei 27610 estipula que O profissional de saúde que deva intervir diretamente na interrupção de uma gravidez tem o direito de exercer a objeção de consciência. ....

Tribunal Constitucional italiano/1991:...é um direito inalienável de todos.
homens...

90- Quando é que a Objeção de Consciência não se aplica?

Em casos de emergência em que a vida da pessoa está em perigo, o médico deve atuar, mesmo que tenha de atuar sobre um aborto já realizado.

91- Condições essenciais?

O objetor deve informar antecipadamente qual será a sua conduta.

O objetor deve ter o mesmo comportamento em actividades privadas ou estatais.
92- É necessário avisar com antecedência?

Indispensável, não existe um formato especial, mas a escrita deve ser clara e legível. Por exemplo:

Relatórios sobre a Objeção de Consciência

Data

Sr. Diretor de ....

José Antonio ...., na minha qualidade de médico da Instituição .... Declaro a minha Objeção de Consciência, recusando-me a realizar qualquer procedimento abortivo ou processos similares por afectarem as minhas convicções éticas e religiosas pessoais mais íntimas e profundas, exercendo o meu direito à liberdade de consciência, sem afetar os direitos do paciente.

Fica por este meio formalmente notificado da minha decisão
Assinatura/reclamação/endereço/telefone/e-mail.
Este procedimento deve ser efectuado em duplicado e a cópia assinada pelo
e com a data de apresentação.

93- Utilização abusiva da objeção de consciência

A objeção de consciência é um ato individual e pessoal que, embora tenha antecedentes, foi atualizado na Argentina a partir da Lei 27610, que autoriza a interrupção da gravidez.

Os médicos e o pessoal auxiliar têm todo o direito de se refugiarem sob este manto protetor sempre que a lei viole as suas mais fortes convicções de consciência e religiosas.

Pode acontecer que o médico o utilize indevidamente como um adiamento, um impedimento ou um pretexto para fazer proselitismo das suas ideias, e pode ser um obstáculo que o afasta do verdadeiro direito que legitimamente lhe pertence.

Para além de qualquer uma destas atitudes ser eticamente incorrecta, a ação de proteção pode ser intentada contra o estabelecimento de saúde e contra o próprio médico (artigo 43.º do Código Civil) e dá igualmente origem a responsabilidade jurídica, uma vez que pode implicar uma violação intencional dos deveres profissionais (artigo 1724.º do Código Civil)......

94- Como é feito o encaminhamento de uma paciente cujo médico não realizou um aborto por objeção de consciência?

Uma situação que pode ser conflituosa quando o objetor se recusa a encaminhá-la para outro médico ou instituição, uma vez que o objetor estaria a agir contra a sua própria consciência ao cooperar com uma ação que considera imoral, pelo que não é obrigado a facilitar o aborto, uma vez que a sua conduta está protegida pelo mesmo direito que lhe permite defender o seu estatuto de objetor, embora a sua situação seja complicada.

Por outro lado, como é que o médico sabe onde é o sítio certo?
para encaminhar o paciente?

É necessário ter um registo das clínicas e/ou dos médicos e conhecer as suas qualificações?

Torna-se uma parte necessária para o aborto?

O facto de a encaminhar para uma determinada instituição pode fazer com que ele seja responsabilizado por negligência e morte no momento da encaminhamento?

95- Qual deve ser o mecanismo de encaminhamento?

A autoridade competente deve deixar, com a maior antecedência possível, uma lista de clínicas ou de médicos para encaminhamento no estabelecimento onde o médico está a tratar o doente. Estas questões específicas e morosas não podem ser delegadas a uma única clínica.

Outra solução menos desejável é a instituição onde o médico trabalha ter e comunicar os locais que podem receber o doente e o funcionário administrativo encaminhá-lo por indicação do médico que se opõe.

96- As instituições podem exercer o direito à objeção de consciência?
Por exemplo, não efetuar abortos?

Os sanatórios não têm uma consciência institucional como os seres humanos, pelo que esta possibilidade pode ser negada. Este é o argumento central daqueles que se opõem a este direito das instituições.No entanto, há hospitais e sanatórios que pertencem a ordens religiosas ou que professam publicamente uma determinada fé e, como tal, estão em condições de solicitar a objeção de consciência para a sua instituição. Resolução 1763 do Conselho da Europa: ... **nenhuma pessoa, hospital ou instituição pode ser coagida, responsabilizada civilmente ou discriminada pelo facto de se recusar a autorizar, participar ou prestar assistência à realização de um aborto, seja qual for o motivo.**

97- Existem países onde a objeção de consciência das instituições de saúde é respeitada? Uruguai, França, 42 Estados americanos ...

98- Efeito secundário para os médicos que se opõem.

O médico objetor deve estar atento, uma vez que, em certos casos, é possível que sejam tomadas medidas que podem ser prejudiciais para o seu desenvolvimento profissional ou para o seu trabalho.

99- A objeção de consciência prevista no artigo 10.º da lei é extensiva aos profissionais necessários para a realização de um aborto, anestesistas, enfermeiros, instrumentistas e outro pessoal envolvido na operação?

O artigo 10.º /ver supra/ tem o profissional como ator principal e nada é dito sobre o pessoal auxiliar necessário, ou pelo menos não é explícito, pelo que não é tido em conta pela lei.

A nível pessoal, parece tratar-se de uma medida discriminatória, uma vez que o pessoal auxiliar também deve ser protegido por lei, pois faz parte do mesmo processo.

Ver artigo 6º da Lei 26130 e outros tratados internacionais. É aceite do ponto de vista da lei que os auxiliares têm o mesmo direito que o médico em exercício de solicitar a objeção de consciência / enfermeiros, instrumentistas-anestesistas.../

A ética e os princípios religiosos, juntamente com as convicções pessoais, sãoa subsistência do objetor.Toda a equipa envolvida numa operação de aborto tem um interesse legítimo na direito de ver a sua vontade respeitada e de poder opor-se.Os residentes podem ser incluídos na categoria de objectores se forem enviados para
efetuar um aborto.

Por outro lado, parece prudente distinguir entre o que é um
a desobediência civil e a objeção de consciência.

A primeira é uma ação política e colectiva, enquanto a objeção de consciência é individual, ética e consciente.

Qual é o efeito jurídico? Exonerar o médico e a equipa de intervenção da prática de um ato que de outra forma seriam obrigados a realizar, sendo o aborto o exemplo clássico.

É claro que, perante a objeção de consciência de um médico, uma mulher pode, em caso de aborto, opor-se a cuidados médicos que lhe são, em princípio, garantidos pela ordem jurídica estabelecida.

HOSPITALIZAÇÃO PSIQUIÁTRICA INVOLUNTÁRIA

100- O que é que um médico deve saber quando intervém num internamento psiquiátrico involuntário?

Aplicação da lei

Artigo 28.o

Os internamentos no domínio da saúde mental devem ser efectuados em hospitais gerais, É o que diz o artigo 28º da lei.

Para o efeito, os hospitais da rede pública devem ser dotados dos meios necessário.

101- Se o internamento for recusado?

A recusa de cuidados em regime ambulatório ou de internamento pelo simples motivo de problemas de saúde mental é considerada um ato discriminatório nos termos da lei 23592.

102- A hospitalização tem de ser notificada?

O juiz competente e o órgão de recurso devem ser notificados no prazo de 10 horas do internamento involuntário devidamente fundamentado e todos os elementos de prova previstos no artigo 20º devem ser juntados no prazo máximo de 48 horas.

103- Quais são as obrigações do juiz na Argentina?

O juiz, no prazo máximo de 3 dias de calendário a contar da notificação, deve

a- Autorizar, se considerar que estão reunidas as condições previstas na presente lei

b- Solicitar relatórios adicionais aos profissionais responsáveis pelo tratamento ou indicar pareceres de peritos externos, desde que não prejudiquem a evolução do tratamento, a fim de avaliar se existem os pressupostos necessários para justificar a medida extrema de internamento involuntário.

c- Recusar no caso de se verificar que não existem os pressupostos necessários para a medida de internamento, caso em que deve assegurar a alta imediata.

104- Quais são as injunções?

Artigo 24.º da Lei da Saúde Mental

Uma vez autorizado o internamento involuntário, o juiz deve solicitar relatórios com uma periodicidade não superior a 30 dias de calendário, a fim de reavaliar se persistem os motivos que justificam a manutenção de tal medida, e pode, a qualquer momento, ordenar o afastamento imediato.

Se, após os primeiros 90 dias e após o terceiro relatório, a colocação involuntária se mantiver, o juiz solicitará à instância de revisão que nomeie uma equipa interdisciplinar que não tenha estado envolvida até à data e, se possível, independente do serviço de saúde interveniente, a fim de obter uma nova avaliação,

Em caso de divergência de critérios, a Comissão optará sempre pelo menos restritivo. a liberdade da pessoa detida

105- Ação judicial após 7 dias de hospitalização.

O artigo 25.º da lei prevê que, após os primeiros 7 dias, no caso de intervenções involuntárias, o juiz deve apresentar um relatório ao órgão de controlo.

106- O que é o órgão de controlo?

da lei, quando se refere que a Instância de Controlo é criada no âmbito da Defensoria Pública com o objetivo de proteger os direitos humanos dos utentes dos serviços de saúde mental.

107- Quais são as funções específicas deste órgão de controlo?

1- Recolher informações para avaliar as condições em que o tratamento está a ser efectuado
2- Por esta razão, deve ser multidisciplinar
3- Monitorizar o estado dos doentes internados
4- Avaliar se as hospitalizações involuntárias são devidamente justificadas e se não duram mais do que o necessário.
5- Controlar se as derivações estão nas condições corretas.
previsto no artigo 30º da lei.
6- Informar a autoridade de execução
7- Solicitar a intervenção judicial em situações irregulares
8- Apresentar propostas e alterações.
108. As visitas a um colégio interno podem ser evitadas?

Em princípio, não. Mas há excepções

109- Se houver uma limitação, o juiz deve ter conhecimento dela? O juiz deve ser informado e conhecer os motivos.
110- Esta limitação aplica-se ao advogado de defesa?

A limitação não se aplica ao advogado de defesa. 111 O detido tem direito a um advogado de defesa? Sim, se ele não nomear um, o Estado deve providenciar um.
112- Abandono do local de internamento

No internamento voluntário, a pessoa internada pode abandonar a instituição. É limitada apenas se houver risco para o próprio doente ou para terceiros. 113- Hospitalização contra a vontade do paciente
Não é possível no âmbito dos nossos regulamentos.

Em casos de gravidade e/ou urgência, podem ser intentadas acções inibitórias e o juiz decidirá.

Se, num processo de insanidade, o juiz decidir desqualificar-se. A solução é a mesma que a de um médico que decide deixar de tratar esse doente. Deve continuar até que outro colega ou instituição o substitua, de modo a não o deixar sem cuidados médicos.

O mesmo se aplica ao juiz, que não pode deixar a criança numa situação de desamparo, mas deve continuar até que a criança seja entregue a outro juiz.

114- Em que casos pode ser internado contra a sua vontade?

Só quando a equipa de cuidados de saúde determinar que existe uma situação de
risco certo ou próximo para o paciente e para terceiros. E que não existe outra possibilidade de tratamento eficaz.
Recordando que a detenção deve ser notificada no prazo de 10 horas ao juiz e ao órgão de recurso.

RESPONSABILIDADE DOS DENTISTAS E ENFERMEIROS

115- É o médico, e não o enfermeiro, que é responsável pelo doente.

A responsabilidade do enfermeiro é regida pelas mesmas regras que a dos médicos e tem responsabilidades específicas, uma vez que as suas acções são autónomas.

116- De que é que ele pode ser acusado?

Pode agir com impudência, imprudência ou negligência, e pode também ser
A Comissão não é responsável pelo incumprimento das regras que regem a sua atividade.

117- O estabelecimento de cuidados de saúde pode ser responsabilizado por alguns dos problemas acima referidos?
incumprimento?

A sua culpa arrastará a instituição de saúde e, em alguns casos, o médico que deveria ter tomado medidas de supervisão.

118- Quais são as possibilidades de erro ou engano do enfermeiro?
1- Erro no medicamento, bem como na dosagem.
2- Erro na identificação do doente, entrega do medicamento a outra pessoa
pessoa que não pertence.
3- Falta de supervisão adequada de quedas, escaras...
4- Erros na utilização de aparelhos
5- Mau cumprimento das ordens médicas
6- Má qualidade da comunicação com o médico
7- Não registar corretamente o que foi feito.
8- Medicação por conta própria
9- Não comunicação das irregularidades observadas

O papel do enfermeiro é extremamente importante e insubstituível. Ele está mais em contacto com o doente hospitalizado e os seus familiares do que o próprio médico. E tem de responder, em alturas que ultrapassam as suas possibilidades, quando restam dúvidas ao doente e/ou aos familiares.

Merece uma formação especial para gerir da melhor forma possível as relações entre o doente e a família. Muitos familiares sabem o nome da enfermeira e não se lembram do nome do médico.
119- Os dentistas têm o mesmo nível de responsabilidade que os médicos dentistas?

São regidos pelas mesmas normas legais e éticas que os médicos.

Os seus julgamentos estão claramente a aumentar. 120 - Tipo de obrigação dos dentistas Os dentistas têm uma obrigação de meios, tal como os médicos. As obrigações de resultado são raras. Acórdãos: A prestação de cuidados dentários é uma obrigação de meios e não de resultado, uma vez que não garante a recuperação da pessoa assistida, mas sim o tratamento adequado, com um compromisso de prudência.

Outro acórdão do ano 2000 A não obtenção de um resultado esperado num tratamento dentário não conduz necessariamente à atribuição de responsabilidade ao profissional, uma vez que o sucesso é condicionado pela interação de várias circunstâncias...

No mesmo ano: A obrigação assumida pelo dentista em relação aos implantes é de resultado, pois o paciente submete-se a esse tratamento em busca de um resultado típico das cirurgias estéticas.

Discordamos respeitosamente desta última decisão, desde que o médico tenha tomado todas as medidas exigidas pela ciência dentária nestes casos.

121-O que deve ser recomendado a um dentista?

1- Não ultrapasse as suas possibilidades técnicas, instrumentais e de assistente.
nas práticas do seu gabinete.

2- Não efectue anestesia ou sedação no seu próprio consultório se não estiver qualificado para o fazer, e muito menos sozinho.

3- Se a cirurgia for autorizada para utilização em práticas cirúrgicas
sempre a um anestesista.

4- A história clínica deve seguir as mesmas diretrizes que a história clínica
pelos médicos, o que nem sempre é o caso.

5- Deve estar ciente das doenças de que os pacientes sofrem e quais são as suas medicamentos.

6- No caso de ter de evacuar um doente, a maca da ambulância pode não caber no elevador.

7- Ter uma compreensão básica da reanimação.

8- Terter em conta que a anestesia local pode ter, por vezes, repercussões gerais. por vezes ter repercussões gerais.

Existindo um contrato entre o dentista e o seu paciente lesado, de prestação de serviços pelo primeiro ao segundo, a responsabilidade que pode ser incorrida nessa base só pode ser contratual, decorrente do incumprimento das obrigações assim assumidas. Trata-se de responsabilidade contratual pelo facto das coisas, baseada num dever implícito de segurança ou de garantia por parte de quem entregou uma coisa ou dela se serve para o cumprimento da sua prestação, se da mesma resultar posteriormente um dano que esteja ligado a obrigações emergentes do contrato (do voto de vencido do Dr. Azpelicueta).Capel.CC Junín 20/4/1988.Seta de Etchevers, Rosa c/Gesuiti Jorge y otro, Rep LL 1988-528, sum 132. Embora as alterações legislativas posteriores não tenham nada a ver com o assunto, a relação médico-dentária foi considerada de natureza contratual desde esses anos. Os enfermeiros que têm de prestar serviços importantes aos médicos, dada a formação que recebem para obter o seu diploma, estão habilitados a apreciar, por sua própria iniciativa, circunstâncias elementares da assistência aos doentes.... Mendoza de Lallera, Adelfina J contra Município de Buenos Aires e outros.

MEDICINA DEFENSIVA

122-O que é a medicina defensiva?

O médico assediado, com receio de ser processado, adopta medidas defensivas à sua discrição.

Alguns profissionais defendem veementemente que não se preparar para lutar é preparar-se para cair.

Para isso, tem uma arma e considera-a muito eficaz: a caneta, o seu lápis.

Para que o juiz possa verificar, em caso de ação judicial, que as obrigações de meios estão suficientemente cumpridas.

Pedidos excessivos de exames laboratoriais, várias práticas grosseiras e não cruciais como os exames imagiológicos... e quanto mais se pode pedir a um doente.

O objetivo é fazer com que o juiz pense que, depois de tudo o que foi feito para cuidar do doente da melhor forma possível, já não há quase nada a fazer, pois até a alta demora um pouco mais do que o necessário, por precaução.

Por vezes, esquece-se de que o primeiro ato médico é apertar a mão do doente quando este entra no consultório e, se possível, chamá-lo pelo nome antes de pegar na caneta.

O aperto de mão, há 5.000 anos, era utilizado pelos egípcios para selar actos e acordos entre homens, como forma de garantir o seu cumprimento.

Praticar uma medicina defensiva é um duplo erro, uma vez que não é sinónimo de melhor medicina e, em segundo lugar, porque o juiz sabe distinguir.

Sabemos que nem sempre é fácil distinguir entre o necessário e o supérfluo, pois por vezes há uma linha ténue entre os dois.

Por isso, não é fácil calcular os custos da medicina defensiva, razão pela qual não foram muitos os autores que conseguiram definir o método de cálculo.

Seguramente as nossas estimativas, consideramos que não têm um precisão matemática, mas concetual e bastante próxima da realidade. 123Esta prática é prejudicial para o doente?

Só o pode prejudicar quando é exposto repetidamente a raios ou tem de suportar os riscos de um exame instrumental, perda de tempo, etc.

124- Quem é prejudicado por este comportamento?

Este é um trabalho que pedimos ao leitor que faça os seus próprios cálculos para responder a que nível ocorre a lesão. Esta apresentação tem **este trabalho prático** como parte do exercício de formação, que é indispensável nesta altura.

125- Custo da medicina defensiva

Início do exercício prático.

É de singular importância que médicos, juristas, autoridades judiciais, de saúde pública e políticas alarguem e melhorem este exercício, ou concebam uma fórmula prática para o calcular com mais precisão e rigor científico.

Um possível plano de cálculo com valores aproximados.

Número de médicos na Argentina: **Vamos supor que há 200 000** médicos para fazer números redondos.

10% não atendem doentes, uma vez que se dedicam a outras actividades médicas, pelo que não praticam medicina de cuidados.

Portanto: 200.000 - 20.000 = **180.000 médicos.**

Deste número de doentes, 70% praticam, de alguma forma, medicina defensiva.

Restam **126.000**.

Para continuar, é necessário saber quantos doentes cada médico atende por dia.

Nem todos estes doentes saem com uma receita ou uma ordem médica que afectará a medicina defensiva, apenas 3 dos 8 possíveis, por exemplo, serão atendidos no dia.

Restam **3 doentes** que saem com uma receita médica a pedir
as diferentes práticas motivadas pela medicina defensiva.

Multiplique por 3 o número de médicos que ainda praticam medicina defensiva e obterá o número de receitas médicas por dia para toda a massa de médicos.

Por conseguinte, os 126.000 médicos x 3 doentes por dia=378.000
Trata-se do número de doentes que, por dia, recebem uma indicação para exames farmacológicos, laboratoriais, imagiológicos ou instrumentais, cardiológicos, etc., por parte dos médicos de clínica geral e dos especialistas em medicina defensiva.

Multiplique este número diário por 275, que é o número anual de dias trabalhados, e obterá o número anual, que é o número final de doentes atendidos que saem com uma receita afetada pela Medicina Defensiva....

Resta avaliar qual é o custo supérfluo do excesso de prescrição para o multiplicar pelo resultado obtido acima, que será diferente em cada país.

Pense-se então no custo de todos os exames imagiológicos, das possibilidades laboratoriais, dos estudos cardiológicos com todas as suas variantes, das interconsultas, das endoscopias, do prolongamento dos dias de hospitalização, etc. etc. etc. etc. Resta colocar o valor aproximado do sobre-desempenho para cada doente, cada
se terá em conta o preço de mercado das diferentes práticas. Estima-se em 12 dólares o excesso de benefício por cada paciente na Argentina, que varia de mês para mês. Este resultado final é multiplicado por esses 12 dólares e dá um valor que é dividido pelo PIB do ano e multiplicado por 100 para obter o número final do custo da medicina defensiva.

Isto mostrará qual a percentagem do PIB que corresponde às despesas

Na Argentina, as despesas diminuíram significativamente e estima-se que cerca de 0,20% do PIB do ano.

Assim, **0,20** é a percentagem aproximada do PIB desperdiçada em medicina defensiva na Argentina, apesar da mudança positiva neste domínio.

As despesas globais foram consideradas, sem diferenciar a medicina privada, estatal, institucional, etc.

Trata-se de um valor realmente elevado, mas não significa que esta despesa conduza a uma medicina de melhor qualidade.

Por outro lado, é um convite aos interessados no assunto para ratificar, modificar,retificar, desqualificar, expandir..... esses números e conceitos, pois não possuem o rigor científico necessário para considerar esses números como referenciais, mas que não estão tão distantes da realidade.

Noutros aspectos, os custos da medicina de defesa na Argentina não são muito diferentes dos incorridos nos países desenvolvidos.

Os valores tomados como referência podem ser muito variáveis, uma vez que em maio de 2023 a inflação MENSAL na Argentina foi de 7,8% e a inflação INTERANUAL foi superior a 114,2%.

Estes números significam que as pessoas selecionadas para este exercício podem prestar-se a
e ser muito variável.

As percentagens de médicos que praticam medicina defensiva na Argentina foram retiradas de um inquérito realizado nas províncias de Entre Ríos, Corrientes, Buenos Aires, Mendoza, Santa Fé e na cidade de Buenos Aires, na sequência de apresentações sobre responsabilidade médica.

É um inquérito que, apesar de coincidir com países europeus e norte-americanos, não tem o necessário rigor científico, pois é muito complicado colocar números exactos, sobretudo com as variantes que a Argentina apresenta.

Existe uma ligação clara entre esta despesa significativa e as acções judiciais de responsabilidade médica.

Este cálculo não teve em conta o aumento do pessoal necessário para fazer face a esta sobreoferta, nem o custo dos reagentes e do equipamento, nem o tempo despendido pelos médicos e outros membros da equipa de saúde nos diferentes consultórios, nem o tempo de espera dos pacientes....

Também não foram contabilizados os profissionais que se reformam antes do tempo correspondente e as mudanças de especialidade para tarefas de menor risco.

Custos nos EUA

O custo das questões médicas relacionadas com os ensaios e tudo o que os rodeia.
foi tão importante que obrigou o Congresso a aprofundar a questão.

Representou 20% do custo final de todos os cuidados de saúde nesse país. Representou também 20% do total das despesas de saúde no Estado do Texas.
cuidados de saúde em 1994.

126- Alguns elementos significativos

Só a indicação inconsciente de laboratórios e gabinetes representou 8% do orçamento da saúde dos EUA, o equivalente a 10 mil milhões de dólares.

No mesmo país, o valor solicitado para os traumatismos cranianos ligeiros em pessoas com idades compreendidas entre os 5 e os 24 anos, em exames imagiológicos em conjunto com a coluna cervical, foi considerado exagerado, uma vez que a despesa ascendia a 45 milhões de dólares por ano (Horacio Canto).

Remetemos para a publicação de Vasanthakumar N. Bath.Ed. Auburn House do seu livro Medical Malpractice/ Comprehensive Analysis que nos pode dar uma ideia clara da magnitude do problema em causa.

127- Quais são os custos históricos?

Como sempre, os EUA são o país de comparação e o líder neste domínio.
de processos por má prática em todo o mundo (do mesmo autor).

O custo total da negligência para todas as rubricas foi de 13,7 mil milhões de euros.
dólares em 1984 nesse país.

A medicina defensiva foi responsável por 4,3 biliões deste custo total.

Esta data é escolhida porque, nesse período de cinco anos, o crescimento do número de acções judiciais em
Os EUA registaram um grande aumento.

Embora projetado para 1998, foi estimado em 15,17 mil milhões. 128- Existe uma relação entre as cesarianas e a medicina defensiva?
A Organização Pan-Americana da Saúde informa-nos que 4 em cada 10 partos resultam em cesarianas.

A mesma organização refere que o ideal é uma cesariana em cada dez anos. nascimentos.

129- Na Argentina, existe uma diferença entre o Estado e o sector privado na prática da cesariana?

No domínio da saúde pública, estima-se que entre 25% e 35% dos nascimentos são por cesariana. No sector privado, a percentagem varia entre 50% e 75%. Na Argentina, o número fornecido pela OMS é três vezes maior.

130- Qual é o número de cesarianas considerado ideal pela OMS?

Em 2015, a OMS considerou que a taxa ideal de cesarianas se situava entre
10 e 15 % de todos os nascimentos. Na Argentina, os números triplicam.

131- O aumento do número de cesarianas não programadas está diretamente relacionado com a ligação à medicina defensiva?

Esta questão levou-nos a consultar obstetras, advogados especializados na matéria e diretores de clínicas da zona da Grande Buenos Aires, tendo-se chegado a algumas conclusões, muitas das quais coincidem com a visão não médica do assunto.

a- Entre 13 e 15% das mulheres preferem a cesariana ao parto natural e pressionam o obstetra em nome da autonomia da paciente, solicitando-a diretamente.

b- O objetivo é evitar as dores do parto.

c- Cesariana anterior e doenças pré-existentes.

d- Algumas delas perdem apenas algumas horas, quando num parto normal podem passar mais de 12 horas no sanatório, uma questão importante se trabalharem em vários centros.

e- Os obstetras estão a chegar ao pódio dos processos de responsabilidade médica, razão pela qual, à mínima dificuldade, decidem não arriscar nada e indicam a operação.

Esta é uma medida típica da medicina defensiva.

Há um sério risco de generalização sobre esta questão, pois a Argentina tem um corpo médico com o mesmo nível de profissionalismo dos países do primeiro mundo, embora com tecnologia insuficiente.

Não há dúvida de que as acções judiciais contra a profissão médica não prejudicam apenas os diretamente envolvidos, mas são projectadas na sociedade em geral, incluindo, evidentemente, os pacientes.

Não se vêem grandes esforços para indicar aos médicos outras direcções que não esta forma errada de se defenderem.

A gama de números é suscetível de ser variável, mas não há dúvida de que, pelo menos para os países em desenvolvimento como a Argentina, é um número enorme e implacável que não é devidamente explorado em profundidade para o seu estudo e solução.

O ERRO MÉDICO

132- O erro não é punível?

Iturraspe e Lorenzetti, em Contratos Médicos, explicam a tendência que reconhece que a vida moderna não está isenta de erros. Tunc diz ainda que um bom pai de família não pode falar sem ofender a gramática, não pode jogar ténis sem perder bolas e, segundo as estatísticas, este bom pai de família comete nove erros por cada cinco minutos de trânsito urbano. O erro é punível quando se actua sem conhecer bem o paciente ou quando se realizam práticas que estão em desacordo com a lex artis.

133- É punível por infracções menores?

Consideramos que o erro não pode ser punido em infracções menores.

A culpa não é de todos os erros

134- O que é que os juízes dizem sobre os erros médicos?

Garay O no seu Código cita:

O simples erro de diagnóstico ou de tratamento não é suficiente para dar origem a um dano indemnizável, porque num ramo do conhecimento em que a opinião é predominante, é difícil estabelecer limites precisos entre o que está certo e o que está errado.

CNCiv, Câmara B, 22/12/1964,LL118-923/12.207,/SJ-Buenos Aires

O erro de diagnóstico não é imputável se tiverem sido tomadas todas as medidas para o evitar e se não tiver sido revelada qualquer ignorância sobre o assunto, e não se pode exigir do médico mais do que se pode exigir do médico comum, a não ser que seja um especialista.

CNCiv, Câmara A, 29/07/1977, ED, 74-563-Buenos Aires

O erro de diagnóstico, para ser considerado como um fator imputável ao médico, deve ser devido a uma avaliação grosseira, negligência ou falta de habilidade na investigação das causas da doença, afastando esta circunstância, o simples erro de diagnóstico ou de tratamento, que não é suficiente para gerar a obrigação de indemnizar, pois num ramo do conhecimento em que a opinião é predominante, é difícil estabelecer os contornos para delimitar o que é correto e o que não é. É, pois, necessário o grau habitual de competência e diligência comum aos membros da sua profissão. C1CC

Existem estatísticas na Argentina?

Não tenho conhecimento da sua existência, mas sabemos, por exemplo, que nos EUA, a Academia de Ciências de Washington, no seu estudo intitulado /Errar is Human/, explica que são a quinta principal causa de morte naquele país.

O mesmo trabalho refere que cerca de 100.000 pessoas morrem anualmente devido a erros, imperfeições, imprudência e negligência e que isso representa uma despesa de 29 mil milhões de dólares. Interpretamos este número como correspondendo a todos os casos ligados a falhas médicas.

Como é que os médicos encaram o sistema judicial? Consideram-no contraditório, frustrante e intimidante, concordando com o segundo.
visão com médicos de outros países.

137- É o perito médico que verifica se houve negligência?

A existência de negligência na ação médica é decidida pelos juízes
e a perícia médica pode ser tomada como referência. 138- Quando é que o erro é punível?
É punível quando não foram tomadas as medidas necessárias para esclarecer diagnósticos, quando não foram efectuadas interconsultas, quando não foram esgotados os meios necessários face a uma dúvida ou simples suspeita. Se um médico de clínica geral encaminha um doente para um especialista, tem a obrigação de pensar que foi enviado por um motivo e de prestar a máxima atenção.

É claro que o erro de um especialista tem uma conotação de gravidade mais elevada. É claro que a inexperiência é punível, tal como a negligência.

A Joint Commission on Accreditation of Health Care Organisation promove uma cultura de reconhecimento de erros como a forma mais segura de os reduzir.

É praticada por 30 estados nos EUA: **leis de desculpa**, sem ser sinónimo de culpa.

Bello janeiro afirma que, quando são aplicadas as medidas adequadas de diagnóstico e tratamento e realizados os exames adequados, a orientação do diagnóstico para um juízo inexato não implica, por si só, responsabilidade.

O médico também não está a cometer um erro de diagnóstico quando o doente não apresenta sinais definitivos de patologia.

A lei está interessada em conhecer as causas do erro, para poder julgar. Há também erros que ocorrem quando o doente não informa corretamente ou o faz apenas parcialmente ou não o faz de todo, ou não informa nada que possa ter um valor diagnóstico único. Nestes casos, o profissional pode explicar as causas do erro. O Ministério da Saúde e do Consumo espanhol indicou que os erros de medicação afectam 4% de todos os doentes hospitalizados.

Trata-se de um capítulo mais vasto ligado a erros

Nos EUA, os erros de medicação provocam pelo menos uma morte por dia e cerca de 1,3 milhões de pessoas são prejudicadas anualmente. A cada minuto, 5 pacientes morrem devido a erros médicos. Nações Unidas.
15% das despesas hospitalares nos países da Organização foram
relacionadas com o tema.

É a terceira vez que a OMS organiza um Desafio Mundial para a Segurança dos Doentes, declarando o dia 17 de setembro de 2022 como o Dia da Segurança dos Doentes. Assembleia Mundial da Saúde, resolução WHA 72.6

Em 1999, To Err is Human foi publicado pelo Committee on Quality of Health Care in America-Institute of Medicine com números relacionados com o erro médico que são surpreendentes na sua magnitude. O erro é a terceira principal causa de morte nos EUA, British Medical Journal 2016.

REPRODUÇÃO ASSISTIDA

139- Que controlo exercem os estabelecimentos de reprodução assistida?

A Resolução 1305/15 do Ministério da Saúde Nacional aprovou as regras para a autorização e controlo dos bancos de gâmetas, ou seja, espermatozóides e ovócitos, e estabelece a obrigação de os armazenar em dois locais separados.

O banco deve ter registos duplicados dos seus doadores, dos destinos das amostras e dos destinatários.

140O pai é o dador de esperma?

O artigo 558.º do novo Código Civil é claro: são filhos da pessoa que deu à luz e do homem ou mulher que deu o consentimento, desde que este consentimento esteja devidamente inscrito no Registo Civil, independentemente de quem forneceu os gâmetas ou embriões,

141-Requisitos para o registo de nascimento

No correspondente processo básico de registo de nascimento deve constar que a pessoa nasceu por técnica de reprodução assistida com gâmetas de um terceiro e que, a pedido deste, podem ser obtidas informações sobre os dados médicos do dador junto do Centro de Saúde interveniente, quando tal for relevante para a saúde do dador.

142O anonimato dos dadores é total?

A identidade do dador pode ser divulgada por razões devidamente fundamentadas, avaliadas por uma autoridade judicial.

143- As crianças têm o direito de conhecer a sua origem genética? Têm o direito de conhecer a sua origem genética.
144- A filiação pode ser contestada?

Não é possível contestar a filiação de uma pessoa que tenha apresentado o correspondente consentimento.

Em todo o caso, o dador não manifestou a sua vontade de exercer a filiação.

É preciso ter em conta que é inaceitável reconhecer, exercer
de qualquer ação ou reivindicação de relação filial em relação ao dador de gâmetas.

145- O esperma do dador é rastreado?

Devem ser tomadas medidas para garantir a não transmissão de doenças ou patologias congénitas. Lembrando que, em princípio, a identidade do dador deve ser salvaguardada.

O médico não deve inseminar se a preservação for improvável.
de segredo ou de suspeita de doença.

146- O dador tem um reconhecimento monetário? Deve ser gratuito
147- Qual é o direito do marido?

Se a inseminação tiver sido efectuada com o consentimento do marido, a criança é considerada como filho legítimo da mulher e do marido e ninguém pode contestar a paternidade pelo simples facto de a inseminação ter sido efectuada.

148- É possível pedir uma pensão de alimentos ao dador de esperma?

Não pode ser intentada qualquer ação de alimentos contra o doador.

149- Existe algum risco de transmissão de doenças ou malformações congénitas?

O risco existe, embora limitado. 150-Mãe solteira
Se o seu parceiro tiver dado o seu consentimento, não pode eximir-se à sua responsabilidade pela criança, a menos que possa provar que a criança não nasceu por inseminação artificial.

151- Recolha médica

O médico que efectua este procedimento deve ter a certeza de que as implicações médicas, jurídicas e sociais do procedimento são totalmente compreendidas e deve receber uma autorização por escrito.

DIREITOS DOS DOENTES

152- Houve legislação nesse sentido para uma maior proteção dos doentes? face à atividade médica?

A legislação está em conformidade com os conceitos já estabelecidos de direitos dos doentes ligados ao respeito da sua vontade e das suas decisões de vida. De qualquer modo, ratificou os direitos instalados até à data.

153- O doente estava desprotegido do ponto de vista médico antes de a lei prever os seus direitos?

De modo algum se pode interpretar que a legislação foi aprovada para proteger os doentes de alegados abusos médicos, que na verdade nunca existiram, mas sim para atualizar e legalizar certos comportamentos que se tornam cada vez mais relevantes e actuais, nos quais os doentes estão diretamente envolvidos numa luta frenética pelas suas liberdades e pelo médico que os assiste.

Exemplo disso é tudo o que se relaciona com o consentimento informado, a morte com dignidade, as diretivas antecipadas, a recusa de tratamento... questões que não eram tidas em conta ou, pelo menos, não eram consideradas prioritárias pela nossa sociedade até há poucos anos. Assim, a Lei 26529 aborda adequadamente estas situações dos doentes.

No seu artigo 1.º, decide sobre o âmbito da sua aplicação: O exercício dos direitos do doente, em matéria de autonomia da vontade, de informação e de documentação clínica, rege-se pela presente lei. Assim, esta legislação não entra em confronto com os profissionais de saúde, antes os ajuda na sua tarefa. Por outro lado, o conhecimento da lei torna mais difícil cair no incumprimento.

154- O que é que se escreve muito sobre o paternalismo médico?

Atrevo-me a dizer que a questão do paternalismo é um erro, que foi gerado a partir de uma secretária com pouco conhecimento do que um médico fala com o seu doente em momentos muito difíceis. Do ponto de vista da saúde, todas as reflexões são válidas, mas perante o sofrimento e a proximidade da viagem final, o ombro do médico é o refúgio que transmite conforto perante a dor e a morte, mesmo que não haja testemunhas do que está a ser dito.

A partir de uma secretária não se sabe.

É impressionante que juristas profundos escrevam que os médicos trataram e tratam os doentes como incapazes, que ignoram os projectos de cada um, que substituem o juízo do doente pelo do médico, que rejeitam a vontade do doente, que negam a autodeterminação. Outros autores, emulando um jogo de xadrez, dizem que o paternalismo tem uma variante chamada sacerdotalismo, que transforma o médico em guardião do doente, decidindo em seu juízo o que é melhor para o doente.

Que a vontade do doente se substitui à do médico porque este desconfia da sua apreciação. O paternalismo é definido como uma mistura de beneficência e poder e, historicamente, esta é a ideia desta relação defendida pela maioria dos autores de direito que se debruçaram sobre este tema. Não há registo de nada que tenha sido escrito sobre o assunto, é um equívoco dos escritores repetirem o que alguém escreveu.

O doente nunca foi desinformado, nem o médico se recusou a aceitar a vontade do doente, nem é de crer que, simbolicamente, os doentes fossem levados acorrentados para a sala de operações.

O paternalismo, ou autoritarismo como alguém escreveu, confunde-se com o afeto, a piedade e o estar lá até ao fim. Enquanto alguns homens de direito discutem questões transcendentes como a importância do direito processual..., o médico tem o ombro encharcado de lágrimas. Trata-se de uma imputação totalmente falsa e ardilosa dos médicos ao longo da história. Como parece pouco, há quem fale de discriminações sofridas pelos pobres,
os que são fracos ou vulneráveis, marginalizados ou excluídos da vida social, aos que são
... em todos os domínios da medicina.

Assim, para os autores de tal irresponsabilidade, os médicos, em qualquer esfera de cuidados, discriminam mais de 20.000.000 de habitantes na Argentina, sendo que pouco mais de metade da população é pobre e com inúmeras pessoas marginalizadas. Os médicos e outros profissionais de saúde também têm grandes falhas e imperfeições, mas não são exatamente as ligadas ao paternalismo.

Existem excepções em todos os sistemas.

155- Quais são os conceitos mais importantes da lei?

1-Consentimento informado. 2-Diretivas antecipadas
Art.11º - Qualquer pessoa maior de idade, capaz, pode adotar diretivas antecipadas de saúde e consentir ou recusar determinados tratamentos médicos, preventivos ou paliativos e decisões relativas à sua saúde.

As diretivas devem ser aceites pelo médico assistente, exceto as relativas à eutanásia, que serão consideradas inexistentes.

3- A história clínica.

No seu artigo 12.º, define-o e o seu âmbito de aplicação

4-O artigo 22º define a autoridade de execução nacional e local

Refere-se também ao direito a um tratamento digno e respeitoso, à privacidade e à confidencialidade, com ênfase na autonomia da vontade e no direito à interconsulta.

156- Qual é a diferença entre ato de Deus e força maior?

A primeira refere-se à hipótese de imprevisibilidade e a segunda à inevitabilidade. O caso fortuito elimina a possibilidade de imputabilidade. A força maior é uma questão diretamente de responsabilidade quando se baseia na culpa.

EM JEITO DE CONCLUSÃO

Podemos começar este capítulo com algumas das questões que os nossos leitores, a dada altura, nos ajudarão a decifrar. Como é que uma sociedade com um nível médico tão excelente e uma população tão respeitadora das leis e das tradições como os Estados Unidos pode ter um número recorde de acções judiciais contra a profissão médica e as suas instituições de saúde? O mesmo se pode dizer de França, Itália, Espanha. Alemanha..., que têm uma longa experiência neste tipo de processos. Não foram os franceses que falaram pela primeira vez do contrato médico em 1936?

Ou ainda não estamos a discutir a teoria de Demogue?

Poderemos dizer o mesmo de sociedades com tradições históricas incontestáveis, como as da maior parte do Oriente, se elas têm os mesmos desejos incontrolados contra os seus médicos? Como se explica que sociedades como as mencionadas ainda tenham a audácia de atacar aqueles que prolongaram a sua vida saudável, melhoraram ostensivamente o seu nível de saúde, mudaram os seus órgãos doentes e, em suma, melhoraram a sua qualidade de vida e prolongaram os seus anos de existência? Será que temos maus médicos na Argentina e na América do Sul? Os doentes com baixos rendimentos têm acesso a cuidados médicos decentes na Argentina e na América do Sul? Em relação aos processos, os médicos acusados ou as condições em que exercem a sua profissão? À pergunta, se temos maus médicos na Argentina, podemos dizer, sem vergonha, que várias gerações tiveram e têm influência direta de grandes mestres inigualáveis no nosso continente. Os médicos de hoje herdaram, de facto, uma linhagem distinta que, de uma forma ou de outra, influencia insensivelmente a sua formação até aos dias de hoje. Vou citar apenas os médicos que me vêm à cabeça e que não são mais do que os seguintes
mais do que uma parte dos antepassados do médico do século XX e parte de um grande número deles que me está longe da memória e a quem peço desculpa. Vejamos quais foram os descendentes que deixaram marcas que se transmitem ao longo do tempo quase sem nos apercebermos, ou que pelo menos forneceram uma base sólida para que outras gerações se apoiassem e absorvessem os seus conhecimentos. Pensemos num grupo de médicos de forma desorganizada e que são apenas alguns dos quais me lembro dos nomes. Finochietto, Benain, Agote, **Milstein**, Chacon, Favaloro, **Houssay,** Fustinoni, E.Mazzei, Parodi, Palmaz, Malbran, Mirizzi, I.Goñi Moreno**, Leloir,** H.Faraoni, G.Aranes, I.Bluske, E.Testa... Os descendentes ou aqueles que receberam a influência técnica e humana destes grandes homens da medicina não podem ser maus médicos e, embora alguns não o saibam, são descendentes destes puros-sangues. Influenciaram a medicina argentina e americana e a sua pregação continua válida até hoje. No entanto, vemos como o mérito é eclipsado por eventuais erros. Isto não significa que a negligência médica não exista, mas que, em algum momento, os próprios médicos, os pacientes e todo o meio jurídico deveriam refletir sobre os apelidos destes heróis da medicina e descobrir qual foi a sua contribuição para a formação de gerações de médicos. Os médicos devem recordar constantemente estes homens ao lado dos que tratam das questões jurídico-médicas, pois devem honrá-los com os seus actos. Os médicos não explicam bem a sua origem aos juízes, nem estes ensinam e explicam o legado que receberam de tantos génios do Direito e como podem julgar sem serem médicos. Tenho quase a certeza de que, ao lerem

estas linhas desordenadas, poucos são aqueles que Quem são eles, perguntarão? Os médicos também não poderão julgar levianamente os juízes pelas suas sentenças, pois o seu pedigree começa na Antiguidade. O Código de Hamurabi existia há 1750 anos a.C. . A ideia de direito foi formada quando o conhecimento médico ainda estava na sua infância. O direito argentino é, em certa medida, sustentado pelo direito argentino. O direito romano e a sua história são de grande nascimento e distinção: Justiniano, Cícero, Grotius, Coke, Kelsen, Beccaria, Gaio, Ulpiano, Sassoferrato, Modestinus, Papinianus, Savigny, Ihering, Benthan... Sem esquecer os mais recentes como Bustamante Alsina, Bueres, Mosset Iturraspe, Yungano, Lorenzetti, Piedecasas e muitos mais que a limitada memória de evocação não os recorda e a quem peço desculpa. Chiovenda, Atienza, Mazeaud, Enterria...entre tantos outros, vêm-me surpreendentemente à memória. Esta longa e fastidiosa lista deveria ser motivo de reflexão que, embora utópica e fora de tempo, contribuiria para um melhor entendimento entre médicos e juízes.

Quando um dossier de negligência médica chega ao gabinete de um juiz, este não pode suspeitar a priori que é negligente ou outra coisa qualquer, como diz a petição inicial, tem de mergulhar ainda mais no problema médico, pensando que por detrás do dossier está uma herança de tais mestres. Por outro lado, os médicos podem estar ou não de acordo com a sentença de um juiz, mas esta deve ser respeitada ao máximo, tendo em conta que são os herdeiros quase diretos dos grandes fundadores do direito que certamente inspiram as suas sentenças.

Seja como for, os médicos e os juízes estão no meio de um problema que aparentemente parece não existir, mas que, assim que aprofundarmos, veremos como se enquadra na questão da medicina defensiva, que, como estudámos no capítulo anterior, representa uma percentagem significativa do PIB. São dois sistemas fundamentais para o equilíbrio da sociedade, mas que funcionam em silos.

O médico temeroso defende-se ou julga defender-se com a medicina defensiva e o juiz aplica o Código à letra, mas as acções judiciais continuam a acumular-se e o dinheiro esbanjado não tem limites. Não nos passa despercebido que esta questão não é um problema exclusivamente argentino, pois é um problema global, em alguns casos com mais intensidade do que o nosso. A longa e fastidiosa lista recorda-nos que se trata de dois actores de qualidade singular e vitais para a nossa sociedade. Se os médicos fazem congressos onde discutem como lidar com os problemas... e os advogados também o fazem para ver se as obrigações... perguntamo-nos como é possível haver tanta sofisticação médica e jurídica com tão pouca vocação para se sentarem juntos, trocarem realidades, ensinarem, conhecerem realmente o trabalho e a responsabilidade de cada um? Como é que podem ser insensíveis a uma perda de milhões de dólares num país totalmente falido? Não se trata, de forma alguma, de violar os direitos do doente, mas de prevenir, através do conhecimento, uma situação que pode ser melhorada. O doente-consumidor não é alheio a este problema. As pessoas vivem mais tempo e, paradoxalmente, temem cada vez mais a morte, o que leva a um aumento da procura de prestações médicas, que muitos profissionais aceitam. Somos cada vez menos capazes de lidar com a morte e agarramo-nos aos incríveis avanços da ciência como arma para enfrentar a dor, o sofrimento e a velhice. Os progressos da medicina seriam a sua tábua de salvação e ele procura os locais de tratamento mais sofisticados para satisfazer o seu desejo de imortalidade, sem pensar que o valor do direito legítimo de viver mais tempo e com melhor qualidade de vida tem um custo. Talvez com estas reflexões não estejamos a pedir demasiado ao homem de hoje? Embora as ilusões cresçam em maior proporção do que alguns dos resultados obtidos, parece que as expectativas comandam as esperanças de muitos pacientes, e são quase sempre maiores do que os resultados. A complicar esta equação está o facto de, em qualquer parte do mundo, os recursos de saúde serem limitados e as necessidades infinitas. Como é possível que legisladores na Argentina se reúnam para considerar que a questão das panquecas negras - massa pequena com açúcar queimado por cima - é de interesse legislativo e provincial e outros o façam para ver se a despromoção no futebol pode ser eliminada e que um chefe de um serviço médico não possa convidar um magistrado para tomar o pequeno-almoço no hospital para que todos saibam o que é o mundo real à sua volta? Também não é degradante para um magistrado convidar o diretor do hospital e trocarem ideias sobre a razão de tantas queixas dos doentes? Saltem as vedações convencionais, comuniquem, troquem ideias, expliquem o que os médicos não sabem, mostrem aos médicos o que os juízes não sabem. Não é necessário que as organizações burocráticas de ambos os lados intervenham para reunir estas ideias, façam-no informalmente e, enquanto lêem estas propostas, voltem ao capítulo sobre Medicina Defensiva e leiam repetidamente este tópico e analisem novas formas de cálculo. A Pricewaterhouse Coopers Health Researchche informou que nos EUA são gastos 2,2 biliões de dólares por ano em despesas de saúde, 1,2 biliões de dólares podem ser considerados despesas supérfluas, evitáveis, o chamado desperdício. Despesas que poderiam ter sido evitadas sem diminuir a qualidade dos cuidados médicos. Nos EUA, os médicos que praticam medicina defensiva nas especialidades clássicas rondam os 90%.

Em Itália, 94,5% dos gastroenterologistas praticam de alguma forma a medicina defensiva, enquanto os cirurgiões e os anestesistas representam 83% do total. Só em medicina defensiva, os italianos gastam anualmente mais de mil milhões de euros. Em Espanha, 69% praticam medicina defensiva, dados de 2002. Em Inglaterra (59%), os exames são pedidos desnecessariamente e os encaminhamentos para especialistas também são infundados (55%).

O facto de o problema da medicina defensiva ter uma extensão global não significa, de forma alguma, que não possamos reduzir o nosso valor, e verão a que percentagem do PIB corresponde. Outros países poderão suportar estes custos, mas nós, na Argentina, não, embora estejamos a reduzi-los consideravelmente. Não serve de nada se for em detrimento dos doentes, pelo contrário, a diminuição do custo das despesas ser-lhes-á favorável. Todos sabemos que o papel específico dos juízes e dos médicos não é o que propomos, mas contemplar as nossas enormes despesas sem que isso signifique melhores cuidados médicos ou mesmo preocupação é pecaminoso.

As utopias de hoje são as verdades de amanhã.

No que diz respeito aos cuidados médicos, como simples observadores, atrevemo-nos a escrever que a cobertura das obras sociais de alto custo, que é, por exemplo, 80% de uma pensão mensal mínima por pessoa, como já foi explicado, está a tornar-se, lenta mas progressivamente, cada vez mais parecida com a medicina pública.

Com coberturas mais baixas, o problema agrava-se. E há sistemas onde a entrada é compulsiva e deficiente. É clássico ver nos corredores a réplica da diáspora do povo judeu ou a peregrinação à Virgem de Luján, quando vemos um doente a lutar contra a burocracia com um pedido de autorização médica, passando sem sucesso por todas as janelas do seu caminho. Também nas caixas de previdência social de alto custo, ser atendido por um especialista significa uma espera de 45 a 60 dias, na melhor das hipóteses. A pobreza e o desemprego nunca antes vistos na Argentina fazem com que o hospital público, que é gratuito (embora a gratuitidade seja uma falácia, pois é pago com impostos), tenha um número de doentes que excede a sua capacidade para efeitos de cuidados adequados, o que também leva a uma perda de qualidade, principalmente em termos de organização.

Em suma, a qualidade médica no nosso país é ofuscada no sector privado pelo aumento dos custos e pela saturação dos doentes no hospital público, sem esquecer que há médicos enredados nas redes económicas daqueles que gerem a saúde, onde a comercialização é o objetivo final e, como diz Agrest, dá-se mais importância ao ouro do que ao bronze. Os cuidados prestados aos reformados, com algumas honrosas excepções, não são realmente bons, mesmo que não sejam gratuitos.

Tudo isto cria uma atmosfera de descontentamento. No momento em que escrevemos estas linhas, a TV (2023) informa-nos que um grupo de familiares de um doente acaba de destruir violentamente uma parte importante das instalações da enfermaria do hospital Mercante de José C Paz, na província de Buenos Aires. A violência contra os profissionais de saúde e suas instituições deve ser levada mais a sério, pois está a aumentar e a pergunta é: o que está a acontecer?

Os custos elevados implicam a perda de qualidade dos cuidados médicos em todo o mundo, mas na Argentina esta tendência é ampliada e acrescenta-se um fator muito negativo quando a política se mistura nestas questões e não se procura a qualidade profissional na gestão da medicina pública, mas sim a lealdade partidária.

Embora fosse excelente que os funcionários que inauguram escolas e hospitais com discursos eloquentes mandassem os seus filhos para essas escolas e fossem tratados nesses hospitais, não é do nosso espírito generalizar, pois nem tudo é igual. Há negligência, há médicos que se aproveitam de um atestado favorável para justificar, por exemplo, faltas ao trabalho, há gabinetes de advogados que distribuem cartões à porta dos hospitais, há doentes cujo único objetivo é obter dinheiro a qualquer preço, e há também juízes que não sabem explicar como chegaram a essa posição.

Em todos os sistemas há excepções, embora a maioria dos médicos e dos juízes seja indubitavelmente honrada, razão pela qual não é difícil que ambos se entendam neste problema a que podemos chamar a CAÇA AO MÉDICO e as suas consequências.

No entanto, com as excepções que reiteramos, o paciente deveria talvez ser objeto de maior cuidado. A abordagem é complexa, pois na nossa sociedade os juízes parecem estar num degrau mais alto do que os médicos e descer é sempre mais complicado.

Talvez os médicos devessem tomar a iniciativa, que ainda não está à vista, pois vemos inúmeros congressos médicos sem juízes convidados. Conhecemos excepções. Não devem ser parceiros ou cúmplices, mas simplesmente ter uma compreensão profunda de ambas as responsabilidades perante uma sociedade cada vez mais exigente.

Esta afirmação é sustentada por algumas linhas de um par de acórdãos que transcrevemos e que não partilhamos. A assistência correspondente a um parto não pode ser colocada na categoria das intervenções de resultado duvidoso, pois estaria a criar riscos **onde**

normalmente não os há........

CNCiv...Sala C ,28-10-86.JA 1987-IV-364 Na situação das maternidades, é evidente que, em princípio, existe uma obrigação de resultado, uma vez que um parto normal não pode gerar riscos que não possam ser previstos.......

Cám.Civ.y Com. Morón.Sala II 22-6-88, Juris 87-95 Embora estas propostas, se não forem concetualmente aceites como propomos, então pode ser que o problema seja os passos que separam uma corporação de outra. Mosset Iturraspe em Responsabilidad Civil del Médico, diz-nos:

Não podemos resistir à comparação entre o médico e o juiz. Ambas as profissões podem ser exercidas de uma forma pedestre ou de uma forma quase sagrada.

Por um lado, o médico ou o juiz, que fazem o seu trabalho para ganhar o pão de cada dia, apenas vêem o seu trabalho como um modo de vida e realizam-no obedecendo a automatismos psíquicos, hábitos mentais .... Por outro lado, personagens idênticas, juiz e médico, conscientes da dignidade e da grandeza do seu trabalho, conscientes de que a justiça e a saúde são bens do mais alto valor e de que são eles os encarregados de os administrar.

Calamandrei, no Elogio dos Juízes, alude à questão e compara o tremor, a emoção do velho padre no momento da consagração, com a que perturba o juiz no momento de proferir a sentença, e nós acrescentaríamos o médico, na ocasião de fazer algo pela saúde do seu semelhante.

De um modo geral, e em resposta à pergunta sobre a génese das queixas, as causas do sistema judicial têm uma origem multicausal. Continuando com as respostas, os cuidados de saúde e muitas obras sociais devem ter melhorias muito importantes, pois está a ser puxada demasiada corda, que seguindo a ordem lógica pode ser quebrada.... José Núñez Tomás Procurador do Tribunal Superior de Justiça da Catalunha: Nunca pensei que a profissão de médico fosse tão complexa e que tivesse tantas repercussões.

Os médicos foram claramente julgados ao longo da história: a crucificação foi a pena imposta por Carlos Magno a um médico acusado de negligência culposa, e o Fuero Juzgo teve a condenação de entregar o médico à justiça. A atual judicialização dá a impressão de que os tribunais estão a ser utilizados como uma medida de força em busca do resultado desejado, embora seja um grande passo em frente o facto de a sociedade estar a tomar consciência dos seus direitos.Não é objetivo desta nota apontar todos os médicos como vítimas inocentes, pois há profissionais que merecem ser processados por várias razões, pelo menos éticas, mas são evidentemente uma minoria, e que há alguns, ninguém duvida.O terceiro fator de discórdia são os advogados, sobre os quais se lêem questões que Jornet explica muito bem. Assim que os honorários legais forem razoáveis e não exorbitantes, talvez os advogados deixem de encorajar as pessoas a apresentar queixas sem fundamento.The Rand Corporation, Institute for Civil Justice: The resolution of medical malpractice claims: Modeling the bargaining process.Rep R-27924C/P.M Danzon. Santa Mónica, CA, The rand Corporation.1982 Meyerowitz BR, Medical Malpractice and the tort system, JAMA 1990. 263:2180, que avaliou a situação nos EUA, na Grã-Bretanha e na África do Sul, concluiu que, se os honorários dos advogados fossem limitados a um nível prudente, haveria menos interesse por parte dos advogados em encorajar um potencial queixoso a intentar uma ação judicial, uma vez que deixaria de ser um grande negócio. No entanto, tanto Dazon como Sloan argumentam que o número de advogados per capita não tem qualquer efeito significativo na frequência das queixas ou na sua gravidade. Danzon é de opinião que, com um aumento de 10% de novos advogados, as acções por negligência aumentam 1,2%, afirmando: "Os dados refutam a hipótese de que a densidade de advogados contribui diretamente para custos elevados das queixas: As provas refutam a hipótese de que a densidade de advogados contribui diretamente para custos de indemnização elevados.

Seguindo Jornet, Sloan argumenta que a limitação dos honorários pode afetar o tipo de casos escolhidos pelos advogados, mas não a gravidade e a frequência dos casos. No entanto, ter um bom advogado é essencial para ganhar um julgamento, de tal modo que algumas pessoas dizem, com razão: **Não fui eu que ganhei o julgamento, foi a outra parte que o perdeu.** Em suma, o panorama na Argentina é sombrio, pois a profissão médica é constituída por uma minoria com excelentes rendimentos e uma maioria mal remunerada, juntamente com um clima social desfavorável para todos. Não é ocioso recordar, apesar do passar dos anos, argumentos com os quais os juízes ainda sustentaram algumas sentenças. São antigos, mas os seus conceitos são actuais, tanto para os advogados como para os juízes, e estão em consonância com os capítulos anteriores. Velhos fracassos que devem estar sempre presentes.

Culpa

Quando a vida e a integridade física de um homem estão em jogo, a mais pequena imprudência, descuido ou negligência adquire uma dimensão especial que lhe confere uma gravidade **singular**. Aqui não há lugar para pequenas faltas. A prática correta da medicina é incompatível com atitudes superficiais. CNCiv. Com.Fed, Câmara I, 8/10/1982. G.J.V. contra Governo Nacional e outros. Rep.LL.1983-655, sum.169.Buenos Aires.

Responsabilidade médica

Para efeitos de apuramento da responsabilidade médica, não basta a imputação genérica de erros, negligência ou imperícia por parte dos profissionais encarregados de cuidar do doente, sendo antes necessária uma descrição **clara** do comportamento que causou o dano que lhes é imputado, o que será objeto de prova em tempo oportuno. CNCiv,Sala F,2/9/1983, V.A.M.c/L, J.C e outros.Rep.LL, 1984-673 sum.264. A falta de sucesso na prestação do serviço médico não conduz necessariamente à obrigação de indemnizar o lesado, desde que o médico cumpra, utilizando a diligência razoável que se pode exigir de uma pessoa a quem é confiada a vida de um homem ou a sua cura. Esta é a obrigação assumida, uma vez que o médico ou cirurgião não pode assegurar o sucesso de um tratamento ou operação, mas apenas utilizar as técnicas adequadas para o efeito, salvo em casos excepcionais em que a responsabilidade por um mau resultado tenha sido aceite. Isto porque o sucesso final de um tratamento ou de uma operação **não depende inteiramente** do médico, mas é por vezes visto como resultado da utilização de técnicas adequadas. influenciado por factores externos, como o risco cirúrgico, o avanço da ciência ou outras circunstâncias impossíveis de controlar. CNCiv, Sala E, 24/9/1983, R de S, Mc/R e outro, ED 119-612, LL, 1986-E 310, JA, 1987-I-259.

.

BIBLIOGRAFIA

Bueres Alberto.J Responsabilidad Civil de los Médicos, Segunda Edição, Ed. Hammurabi, Buenos Aires

Barreiro A-La imprudencia punible en la actividad médico-quirúrgica. Ed Tecnos. Madrid.

Cuadernos de Bioética -N 1-Ed AD-HOC-Buenos Aires.

Bello janeiro Domingo. Responsabilidad civil del médico y Patrimonial de la Administración Sanitaria. Ed ASISA. Madrid 2009.

Associação Médica Americana. Campion F. Grand Rounds on Medical Malpractice Ed AMA.

De Luca M, Galione A, Maccioni S-Responsabilitá Medica.Ed-Gruppo 24 Ore-Terceira edição-Milão-.

Dodge A-Fitzer S. When Good Doctors Get Sued, Segunda Edição. Ed Dodge-Associados.EUA

Ferrario A, Mariotti P, Serpetti A - Responsabilidade civil médica

Questioni Processuali. Ed Giuffre-Milão 2010. Milão

Ferreyra Vázquez R-Danos e prejuízos no exercício da medicina. Ed Hammurabi.1992

García Blázquez M-Castillo Calvin J. Ed Comares.Terceira edição Granada. Espanha.

Garay.O.Código de Derecho Médico. Ed AD-HOC 1ª Ed.Buenos Aires. Garro de la Colina G. Prevenção da responsabilidade institucional.
Particular. Ed. ART. La Rioja. Argentina

Iturraspe Mosset J-Piedecasas M-Derecho del Paciente-Ed Rubinzal-. Culzoni 1ª edição, Buenos Aires

Jornet J -Malapraxis I ED Ancora, Barcelona, 1991.

Klotz P. Lerreur Medicale. Ed. Maloine Paris 1994

Martínez J M-Pereda Rodríguez -La Responsabilidad Penal del Médico y del Sanitario. Ed Colex 2ª edição -Madrid

Mobilio José. Práctica de Buena Praxis. Ed Nuevo Pensamiento Judicial. San Isidro. Argentina.

Peunneu J. La Responsabilité Médicale, Ed Sirey-Paris.

Rosana Pérez de Leal. Responsabilidad Civil del Médico. Ed Universidad. Buenos Aires.

Represas Trigo F. Reparação de Danos por Erro Médico. Ed Hammurabi-Buenos Aires

Sanchez-Caro Abellan F.Derechos del Médico en la Relación Clínica-Ed Comares. Madrid.

Saxton.J-Leaman T.Managed Care Success, Ed Aspen.USA Seecchi E-La Responsabilitá Medica.Ed Giuffre-Milan 2010
Torroni F Aspetti Giuridici Da ProfessioneEd Ambrosiana. Milão

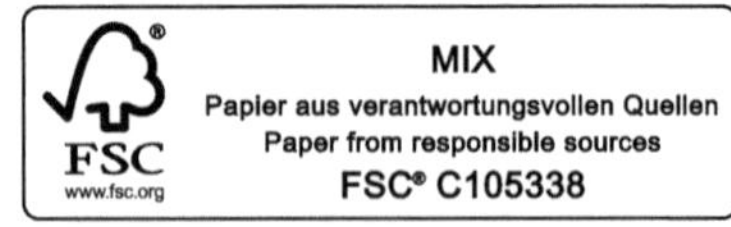

Printed by Books on Demand GmbH, Norderstedt / Germany